W0304277

gabi steiner TEAM

Begleitheft zu sieben KickOff
Veranstaltungen des
Gabi Steiner Teams in 2020

Impressum

Dipl.-Psych. Rolf Schmiel
E-Mail: office@rolfschmiel.de
www.rolfschmiel.de

Alle Rechte vorbehalten. Insbesondere das Recht zur Übersetzung in Fremdsprachen.
Nachdruck oder Reproduktion, Vervielfältigung in jeglicher Art, auch auszugsweise, nur mit schriftlicher Genehmigung des Herausgebers.
Die Fotorechte / Zitate wurden sorgfältig geprüft. Sollte jedoch ein Fehler diesbezüglich unterlaufen sein, bittet der Herausgeber um Kontaktaufnahme.

Herausgeber Andreas Steiner e.K., Baltmannsweiler
E-Mail: info@andysteiner.de
www.andysteiner.de

Satz und Druck Elanders GmbH, Waiblingen

INHALT

MENSCHEN GEWINNEN

Vortrag

MENSCHEN GEWINNEN

Begrüßung

Ganz herzlichen Dank für diese Begrüßung. Bevor es richtig losgeht, muss ich noch zwei Sätze loswerden, denn ihr seid echt eine so besondere Truppe. *(Applaus)* Ja, das ist wirklich so. Freut euch nicht zu früh, »besonders« kann etwas Gutes heißen, muss es aber nicht! *(Lachen)*

Beim Eintreffen wurde ich vorhin gefragt: »Machst du ein paar Fotos mit uns?« Da habe ich gesagt: »Ja klar, machen wir.« Und es gab da sehr überraschende Begegnungen. Ein Teilnehmer sagte zu mir: »Ich kenne dich zwar nicht, ich will aber trotzdem ein Foto.« Das ist sehr aufmerksam und sehr besonders.

Und dann kam die nächste Teilnehmerin, das war die Anne. Anne kam dann zu mir und sagte: »Ich weiß nicht, ob du gleich was Intelligentes sagen wirst, aber ich will trotzdem jetzt schon ein Foto.« Das ist auch sehr schmeichelhaft.

Und überaus charmant war dann eine Dame, die mich so ganz herzlich in den Arm nahm und ihre Hand hier an meine Hüfte legte und sagte: »Du bist aber schön weich.« Ich sagte: »Was willst du?« *(Lachen)* »Na, dein Samtsakko, das ist so schön weich!« Ok, aber nochmal an die entsprechende, sehr charmante Dame: Es gibt einen Satz, den ein Mann niemals in seinem Leben hören möchte. Das ist »Mensch, bist du aber schön weich!« *(Lachen)*

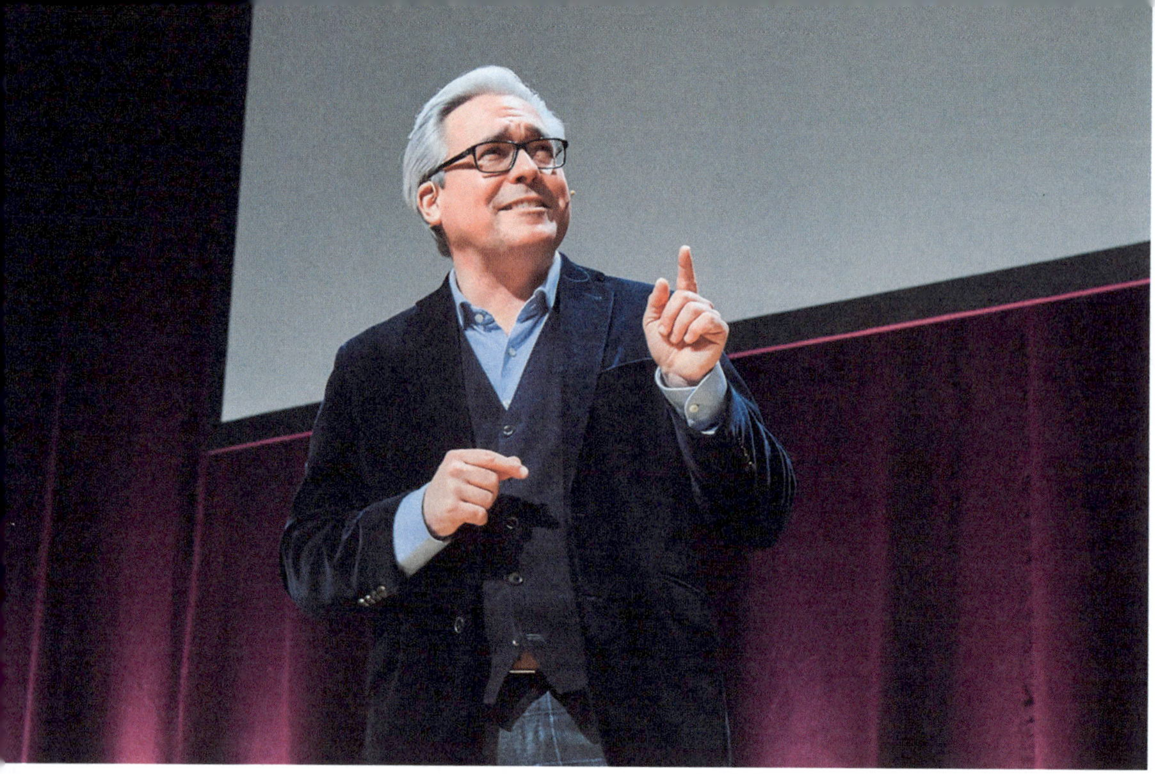

Also, ich freue mich hier zu sein. Jetzt fangen wir erstmal an. Was mache ich heute? Ich habe heute ein Programm vorbereitet, das es in der Art und Weise noch nie gab. Noch nie wollte mich jemand so lange hören. Zweieinhalb Stunden! Oh Gott, aber ihr habt es nicht anders gewollt. Ich mache das gerne. Und der Titel des Vortrags heute heißt »Menschen gewinnen«. Die Grundidee des Vortrags basiert auf einem aristotelischen Menschenbild. Ja, es wird nun ein bisschen anspruchsvoller. Aristoteles ist immer davon ausgegangen, dass der Mensch nicht nur aus Körper, sondern auch aus Geist, Herz und Seele besteht. Wir haben somit vier Themen: Physis, das Körperliche, dann das Herz für das Emotionale, aber auch das Geistige, damit sind mentale Strategien gemeint und es wird auch um seelische Aspekte gehen. Ein ganzheitliches und inspirierendes Programm habe ich für euch vorbereitet.

Es wird auch um Motivation gehen. Bitte keine Sorge, ihr müsst bei mir nicht aufspringen und euch gegen die Brust schlagen und Brunftschreie von euch geben. Das werden wir nicht machen, sondern wir werden das Ganze auf die psychologische Art machen. Aber, weil wir heute doch mehr als ein, zwei Personen hier im Saal sind, möchte ich kurz einmal testen, ob wir das, was ich hier so vorbereitet habe, auch alle gut hören und auch gut sehen könnt. Das ist gleichzeitig das erste Wahrnehmungsexperiment, das wir machen werden. Und ich werde euch dann auch den tiefer gehenden, psychologischen Hintergrund dazu verraten, was das mit euch und eurem Business zu tun hat.

Ich habe dazu mal dieses Einstecktuch rausgenommen. Ich winke euch zu. Hinten winken sie sogar zurück, das ist aber sehr lieb. Also, hinten kann man jederzeit alles gut erkennen. Falls ihr alles dort hinten gut erkennen könnt, solltet ihr auch alles hier in der ersten Reihe gut sehen. (Anm.: In dem Moment verschwindet das Einstecktuch spurlos in Rolfs Händen.) *(Applaus)* Solltet ihr Schwierigkeiten haben, das Tuch jetzt noch zu sehen, setzt euch einfach weiter nach hinten, denn dort ist alles zu jeder Zeit gut sichtbar. (Anm.: Das Tuch erscheint wieder in Rolfs Händen.)

Für die, die nicht glauben können, was sie sehen, darf ich dich einmal bitten, komm einmal zum Bühnenrand. (Anm.: Rolf spricht eine Zuschauerin an, die zum Bühnenrand kommt und ihm assistiert.) Halte einmal hier diesen Ärmel zu und den anderen Ärmel bitte auch, sonst bitte nichts zuhalten. *(Lachen)* Ich werde nun versuchen, dieses Tuch verschwinden zu lassen. Das geht jetzt natürlich nicht mehr, sieht aber super aus für den Fotografen. Also, was ihr jetzt gleich erleben werdet, damit werdet ihr niemals rechnen, denn: Simsalabim und das Tuch ist noch drin. Es ist nicht ganz so einfach. *(Lachen)* Ja, damit hat niemand mitgerechnet! Sag ich doch.

Okay. Ich finde es klasse, dass du so engagiert mitmachst. Das ist ganz, ganz lieb. Das ist wirklich sehr lieb. Mir wäre noch lieber, wenn du nicht so in mein Fleisch kneifen würdest. *(Lachen)* Aber halte gut fest. Lass dich nicht ablenken, denn noch ist es da. Du nimmt das aber auch ernst. Aber ein magischer Hauch genügt und schon hat sich das Tuch in Luft ausgelöst. (Anm.: Das Tuch ist vor den Augen der Teilnehmer tatsächlich verschwunden und erscheint wenige Sekunden später wieder in Rolfs Händen, obwohl eine Zuschauerin seine Ärmel zuhält.) Ich weiß, ihr dahinten habt es die ganze Zeit gesehen. *(Applaus)*

Die Grundprinzipien der Kommunikation

Warum haben wir das gemacht? Aus einem wichtigen Grund. Erstens, weil es Spaß macht, das ist ganz wichtig. Zweitens möchte ich euch an diesem Prinzip einmal eine Grundlage der psychologisch cleveren Kommunikation erzählen. Immer dann, wenn wir mit Menschen in Kommunikation treten, geht es darum, sie für uns und unseren Ideen zu gewinnen. Dabei sollte man auf ein paar Dinge achten. Mit diesem kleinen Wahrnehmungsexperiment, das ich später auch erklären werde, das heißt, ich werde auch die Methode, wie man dieses Tuch verschwinden lässt, tatsächlich verraten. Jetzt denkt der eine oder andere Hobbyzauberkünstler »Das macht er nicht.« Doch, genau das werde ich machen. *(Lachen)*

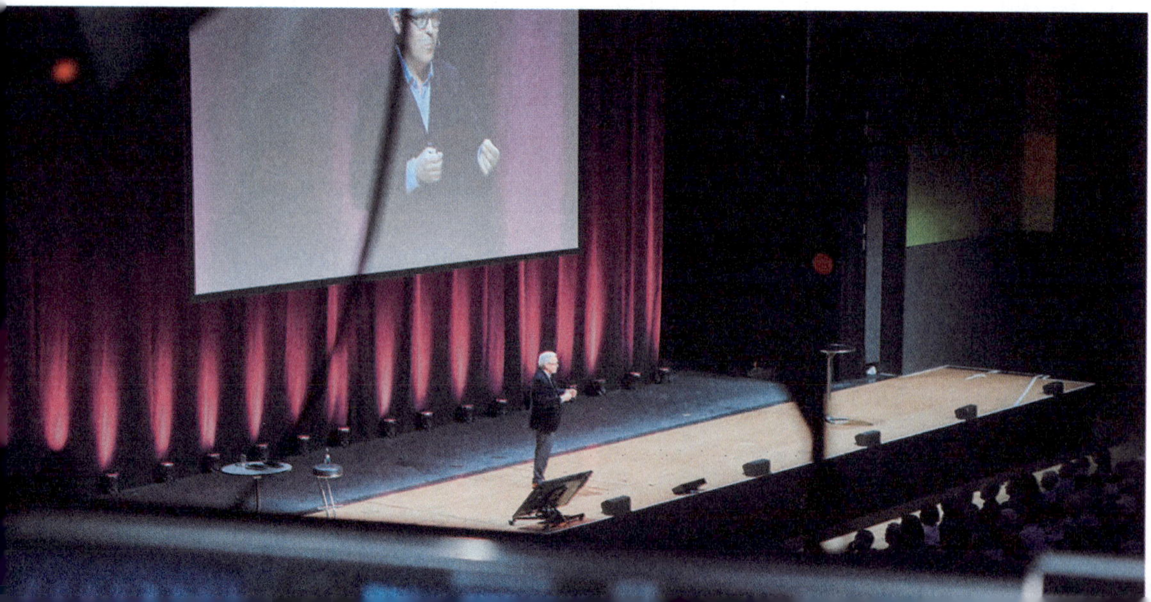

An diesem Tuch kann man gut erklären, was man tun muss, um Menschen in einem Kommunikationsprozess für sich zu gewinnen. Erstens, das haben wir hier mit dem Winken gemacht: »Gewinn die Aufmerksamkeit der Person, mit der du in Kommunikation treten möchtest«. Wenn du nicht ihre Aufmerksamkeit hast, kannst du nicht punkten. Ohne Aufmerksamkeit hast du keine Chance, zum Herzen und zum Kopf deines Kommunikationspartners vorzudringen. Das ist das Erste. Das Zweite ist: »Emotionalisiere das, was du erzählst.« Eine Emotionalisierung ist heute so wichtig. Im Zeitalter der Digitalisierung, wo es so viele Informationen gibt, so viele Informationen, wie es noch nie zur Menschheitsgeschichte gab, ist es, wenn du andere Menschen erreichen willst, wichtig, dass du deine Infos emotionalisiert. Das kann wie bei mir sein, ein Moment der Verblüffung, ein Moment der emotionalen Überraschung, oder es kann auch Betroffenheit sein. Aber die Information erreicht den anderen nur, wenn sie auch in eine Emotion verwandelt wird, die tatsächlich in das Herz geht.

Also, erstens Aufmerksamkeit, zweitens Emotionalisierung und drittens: Mache ein Versprechen, bei dem der andere denkt: »Echt? Das wäre der reine Wahnsinn!« Mein Versprechen ist, dass ich euch verraten werde, wie der Tuchtrick funktioniert. So ein Versprechen ist extrem wichtig, damit der andere im Kommunikationsprozess dranbleibt. Wenn du dann etwas versprochen hast, dann liefere auch ab! Halte deine Versprechen! Wenn du etwas versprochen hast, dann ist es wichtig, dass du mit dem, was du tust, auch tatsächlich nachweisen kannst, dass es funktioniert. Und ich habe versprochen, ich verrate euch den Trick. Ich verrate euch das Geheimnis. Und für alle Hobby-Zauberkünstler, die sagen »Nein, das macht er nicht«: Hey. Im heutigen Zeitalter kann jeder mit seinem Smartphone sekundenschnell bei Google eingeben »Tuch verschwinden lassen« und wird sofort auf YouTube die Lösung finden.

Also, was ist das Geheimnis? Wie funktioniert es? Man braucht dafür ein spezielles Hilfsmittel. Ein künstliches Körperteil. Und zwar genau das hier (Anm.: Rolf zeigt einen Plastikdaumen). Das ist ein künstlicher Daumen und den stülpt man sich über den echten Daumen. Vom Daumen geht dieses Hilfsmittel dann in die Faust und dort steckt man das Tuch, zack, zack, in den Plastikdaumen. Dann steckt man den Finger da drauf und macht »Magic«. Schon ist das Tuch verschwunden. *(Applaus)* Ganz wichtig ist, dass man dann nicht in bester Networker-Manier sagt »Super Trick!« und dabei seinen Daumen als Geste ausstreckt, dann sieht wirklich jeder, was das Geheimnis ist. *(Lachen)*

Aber, was lernen wir daraus? Erstens: Gewinne die Aufmerksamkeit. Zweitens: Emotionalisiere deine Botschaft. Drittens: Mache ein heftiges Versprechen! Viertens: Halte es ein und liefere ab! Als Zusatzbonuserkenntnis hier noch mein Tipp: Wissen alleine reicht nicht. Das heißt, hier in dem Fall zu wissen, wie der Trick funktioniert, das reicht nicht. Man muss es auch besitzen und trainieren. Man muss es sich das Wissen zu eigen machen und in seinem Leben damit wirklich auch in das Handeln kommen. Dann entstehen außergewöhnliche Ergebnisse.

Lustige Missverständnisse

Bevor wir jetzt zu dem inhaltlichen Teil kommen, nämlich zu meinem Vortag »Menschen gewinnen«, muss ich noch zwei Geschichten zum Thema Missverständnisse loswerden. Das Thema Missverständnis ist einer der Gründe, warum ich angefangen habe, Psychologie zu studieren. Also, früher war ich tatsächlich so als Zauberkünstler unterwegs, eher halbprofessionell. Ich war nicht so gut, aber es reichte dafür, dass ich auf Geburtstagen auftreten durfte und später auf Kreuzfahrtschiffen und in Altenheimen. Publikum war ähnlich. *(Lachen)*

Und übrigens, da habe ich die Erfahrung gemacht, wenn jemand im Publikum sitzt und die Augen zu hat, nicht jeder, der das so hat, schläft. Das war eine Erfahrung, die teilweise wirklich bitter war. Also, der Begriff »totlachen« bekam da eine andere Bedeutung. Ja, wir hatten tatsächlich auf solchen Kreuzfahrtreisen regelmäßig Kaltausschiffungen. So bezeichnet man es, wenn die Reise für einen Passagier tatsächlich seine letzte war.

Wenn ich als Zauberer unterwegs war, mehr oder weniger begabt, wurde ich auch manchmal verschenkt, z. B. zu runden Geburtstagen. In diesem Fall hatten Freundinnen zusammengeworfen und mich als magischen Überraschungsgast für den Geburtstag einer 35-jährigen Dame gebucht, auf deren Party ich zaubern sollte. Das ist jetzt über 20 Jahre her. Auf der Party angekommen, zog ich mich dann auf dem Herrenklo um. Es gab halt keine Künstlergarderoben, also musste ich mich auf dem Herrenklo umziehen. Das war Anfang der Neunzigerjahre und ich hatte ich so einen Glittersmoking à la »Siegfried & Roy« an, ein typisches Outfit eines Zauberkünstlers. Und während ich mich auf der Herrentoilette umzog, kam ein Herr dazu und fing mit mir zu plaudern an. Irgendwann sagte er zu mir: »Mensch, ich finde das total mutig, was du so machst. Ich würde mich das ja nicht trauen.« Ich sagte: »Ja, Mut gehört dazu.« Und was ich in dem Moment nicht realisierte, er dachte, dass ich nicht ein Zauberer sei, der gleich für die **35-Jährige auftreten würde, sondern er dachte, ich sei der Stripper.** *(Lachen)* **So kamen wir ins Gespräch und dann sagt er »Ja, ich finde das ja cool, wie du das machst. Ich mache das ja auch manchmal** zu Hause für meine Frau.« Ich so »Aha.« *(Lachen)* Daraufhin er: »Hast du denn gar keine Angst?« Ich sagte dann: »Doch, denn nicht jedes Publikum ist einfach. Und am Schwersten ist es, wenn ich das vor Kindern mache.« Und er sagte: »Vor Kindern?« *(Lachen)* Und da haben wir gemerkt, wir reden echt aneinander vorbei.

Aus dem Leben eines Psychologen! Noch eine meiner Lieblingsgeschichten zum Thema Missverständnisse und dann bin ich direkt bei euch. In der Geschichte geht es um einen meiner Coachingklienten. Er war eine erfolgreiche Führungskraft, tatsächlich auch aus dem Personal-Franchise, also dem Multi-Level-Marketing bzw. aus dem Network. Er ließ sich von mir beraten, weil er stark unter Stress litt. Er war sehr erfolgreich und arbeitete sehr viel.

Man muss wissen, in seiner Unternehmensgruppe war es so, wenn die eine Geschäftsvorstellung machten, also die Ideen, die Produkte und das System präsentierten, nannten die das GV. Also, Geschäftsvorstellung heißt bei denen GV. Nichts Schlimmes an sich, bloß eine Abkürzung für Geschäftsvorstellung.

Jetzt müsst ihr nur wissen, für mich, als Psychologe, wenn ich eine Anamnese ausstelle, als erfasse, wie die Lebensverhältnisse sind, gerade auch in ehetherapeutischen Zusammenhängen, hat GV eine ganz andere Bedeutung. Ich schreibe dann z. B. in meinen Bericht »Das Paar hat noch regelmäßig GV«, also Geschlechtsverkehr.

Dann saß diese Führungskraft aus dem Network in meinem Coaching und wir kamen ins Gespräch. Ich fragte ihn typisch psychologisch, »Ja, und was ist denn bei ihnen los, was belastet sie? Woher kommt denn der Stress?« Und dann sagte mein Klient »Ja, wissen sie, Herr Schmiel, ich habe so drei- bis viermal pro Tag GV.« Ich so: »Was?« *(Lachen)*

Und innerlich dachte ich »Respekt« Aber mir war auch klar, dass das Stress machen konnte. Ich fragte in der klassischen Psychologenhaltung weiter nach, denn ich wusste noch nicht, wovon er wirklich sprach: »Was sagt denn ihre Frau dazu?«

Er antwortete »Die ist noch nicht so lange dabei. Aktuell guckt die mehr zu.« *(Lachen)* Dann kam der Höhepunkt unseres Missverständnisses, als er sagte: »Wissen Sie, manchmal haben wir größere Veranstaltungen, mit größeren Gruppen, und dann übernimmt sie schon kleinere Aufgaben.« *(Lachen)*

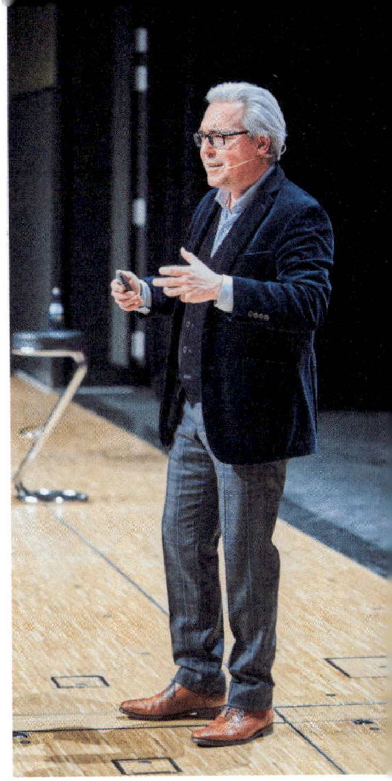

Jetzt könnt ihr sicherlich verstehen, warum Klarheit in der Kommunikation so wichtig ist. Was ich als Psychologe sonst so entdeckt habe und für eure Kick-offs vorbereitet habe, das schauen wir uns jetzt an.

Verhaltenstherapie für alle

Mein Vortrag »Menschen gewinnen« besteht aus vier Parts. Der erste Part ist einfach eine Hinführung bezüglich der Grundidee meiner Arbeit. Ihr müsst wissen, ich selbst komme aus der Verhaltenstherapie. Nicht als Betroffener, nein. Ich komme aus der Verhaltenstherapie als psychologischem Ansatz. Ich habe seinerzeit in Bochum studiert, einer Hochburg der VT, der Verhaltenstherapie, und da gibt es einen Lehrsatz. Wenn man diesen Lehrsatz aus der Begegnung mit mir mitnimmt, hat sich das eigentlich schon gelohnt, weil es für jeden Lebensbereich stimmig ist.

In der Verhaltenstherapie sagt man ganz klar »Veränderte Ergebnisse im Sinne von besseren Ergebnissen entstehen nur durch verändertes Verhalten!« Also, wenn es irgendwas gibt in deinem Leben, wo du sagst »Da müsste sich was ändern«, dann ist es ganz entscheidend, dass du tatsächlich bereit bist, dein eigenes Verhalten und deine Einstellung zu deinem Verhalten zu überdenken und anders zu handeln.

Nur durch verändertes Verhalten entstehen bessere Ergebnisse. Wer mit seinen Ergebnissen nicht zufrieden ist und in seinem Verhalten nichts ändert, sabotiert sich selbst.

Bei großen Tagungen, auch so wie heute, dann sitzt man so im Publikum und denkt sich: »Jo, das könnte man so machen. Jo, das sollte man so tun.« Aber der Mann, der es für dich machen soll, wird nie vorbeikommen. Das bedeutet, dass man selbst die Verantwortung für sich übernimmt und sagt: »Ja, ich möchte Dinge anders machen, damit es besser wird.« Und es ist in ganz vielen Lebensbereichen so, dass wir die Bereitschaft haben müssen, Dinge anders zu machen. Jetzt ist es aber so, wenn jemand sagt »Mach was anders«, hört sich das für uns auf einer unbewussten Ebene häufig nach »Du machst was falsch« an und das hören wir nicht gerne. Denn wenn wir hören »Du machst was falsch«, löst das eine frühkindliche Erfahrung aus und das führt zur inneren Reaktanz. Reaktanz ist ein anderes Wort für »innere Gegenwehr«. Diese Gegenwehr entsteht, weil der bewertende Hinweis für einen selbst nach »Du bist falsch« klingt, und das mögen wir nicht. Dann schützen wir unseren Selbstwert und lassen uns darauf nicht ein.

Wenn heute ein paar Ideen und Impulse kommen, wo man sagen kann »Hey, das könnten wir vielleicht anders machen«, lasst das ruhig einmal wirken. Wenn wir immer nur das Gleiche machen, werden die Lebensverhältnisse sich nicht zum Besseren kehren und wir sabotieren dauerhaft unser eigenes Potenzial. Daher ist es mir so wichtig, die Idee von »Sei offen für Veränderungen!« mit einer kleinen Geschichte in eurem Bewusstsein zu verankern.

Ich habe seinerzeit als Studierender im Ruhrgebiet in einem Essener Eheberatungsinstitut mehrere Monate ein Praktikum gemacht. Das Institut war eine systemische Eheberatung. Damals sagte man noch

Eheberatung, heute nennt man es Paarberatung. Also, ich habe dort regelmäßig mitgeholfen und eine meiner Aufgaben war es, den Therapieraum vorzubereiten: Lüften, Tee kochen und Taschentücher hinlegen. Was man halt für eine Ehetherapie so braucht. Dann stand ich häufig in dieser Teeküche und bereitete alles vor. Von dort konnte ich gut die Paare beobachten, wie sie ankamen.

Man muss wissen, in den meisten Fällen kommt der Wunsch nach Paartherapie nach rund zehn Jahren Beziehung auf. Dann wird in der Partnerschaft der Satz laut: »Wir müssen eine Paartherapie machen.« Also die Frau sagt, das ist zu 80 Prozent tatsächlich statistisch bewiesen, dass es von der Partnerin ausgeht: »Schatz, wir müssen eine Paartherapie machen.« Wenn dieser Satz aufkommt, versteht das der Mann überhaupt nicht, denn nach ungefähr zehn Jahren ist der Mann in der Partnerschaft erst richtig angekommen. Und in dem Moment, wo sich der Ehemann so richtig wohlfühlt und anfängt, sich ein bisschen gehenzulassen, weil er einfach entspannt und glücklich ist, denkt meistens die Frau über Scheidung nach. Wenn der Mann entspannt, denkt die Frau über Trennung nach. Hart aber wahr!

Das ist tatsächlich so. Wenn dieser Ruf »Wir müssen eine Paartherapie machen« laut wird, dann passiert es häufig, dass der Mann erst negativ darauf reagiert, aber die Frau schafft es schon, ihn irgendwie zu überzeugen und nimmt ihn zur Paarberatung mit. Und dann kommen die tatsächlich irgendwann in diesem Büro an und die Frau zieht ihren Typen hinter sich her. Er hat definitiv keinen Bock auf die Therapie, aber für sie fällt Weihnachten und Ostern auf einen Tag, denn ihr ist bewusst, heute wird ihrem Vollpfosten, den sie hinter sich herzieht, klargemacht, wenn er sich nicht ändert, dann hat diese Partnerschaft keine Chance mehr. Und sie ist voller Vorfreude.

Nach einer Weile kommt das Beratungsgespräch so richtig in die Gänge. Die Therapeutin oder der Therapeut redet dann mit den beiden und tatsächlich ist es so, ja, der Mann müsste vielleicht das eine oder andere anders machen. Doch dann kommt der erschütternde Moment. In einem systemischen Umfeld ist es so, dass jeder seinen Anteil hat. Also erfährt die Frau zu ihrem persönlichen Überraschen, dass möglicherweise sie vielleicht auch das eine oder andere anders machen soll. Und das schafft Irritationen! Häufig habe ich dann erlebt, dass die Dame, die vorher so glücklich strahlend in dieses Institut reinkam, dann ihren Typen wieder mitnahm und zu ihm sagte: »Du, Schatz, das mit der Ehetherapie wird auch völlig überschätzt.« *(Lachen)*

Der Moment, wenn wir etwas ändern müssen, der fällt echt schwer. Lass es zu, dass es vielleicht ein, zwei Kleinigkeiten geben könnte, wo du nochmal über dein Verhalten nachdenkst und Dinge tatsächlich anders machen kannst. Ich unterscheide mich da von Motivationsgurus, die auf großen Bühnen stehen und solche Sätze raushauen wie »Erfolg beginnt im Kopf.« Das hört sich super an: »Erfolg beginnt im Kopf«. Das Problem ist, bei den meisten bleibt er auch da. *(Applaus)*

Machen statt Quatschen

Es reicht nicht aus, sich Dinge nur vorzustellen, sondern man muss sie tatsächlich auch machen. Mir liegt das wirklich am Herzen: Handeln macht den Unterschied! Nicht nur Denken und Quatschen! Ich bin davon überzeugt, wir alle wissen, was für uns gut ist. Wir wissen, was wir tun müssen, um erfolgreich zu sein. Wir wissen, was wir tun müssen, um glückliche Ehen zu führen. Wir wissen, was wir tun müssen, um den perfekten Körper zu haben. Aber wir tun es einfach nicht. Und das ist der Wahnsinn. Ich möchte euch dazu einladen, einmal zu überlegen, was kann man wirklich ein bisschen anders machen.

Den ersten Teil des Vortrags möchte ich mit einer kleinen Geschichte zusammenfassen und dann schauen wir uns die vier Ansätze des aristotelischen Menschenbilds an. Warum mit einer Geschichte? Das werdet ihr heute mehrfach erleben, dass ich meine Inhalte in einer Geschichte zusammenfasse. Ganz einfach, ich glaube, dass Geschichten viel mehr bewegen als irgendeine PowerPoint-Folie. Ich bin viel unterwegs, hänge viel in irgendwelchen Eisenbahn- und Flughafenlobbys oder in Hotels ab und komme ins Gespräch mit Menschen. Ich habe häufig erlebt, dass Menschen mir ihre Geschichte erzählen. Ich habe aber noch nie erlebt, dass jemand sagt: »Gucken sie mal, Herr Schmiel, was ich dabeihabe, eine PowerPoint-Folie.« Das macht keiner. Das ist völlig unnatürlich.

(Lachen)

Deshalb lerne Geschichten zu erzählen. Geschichten, die Aufmerksamkeit gewinnen. Geschichten, die emotionalisieren, und Geschichten, die eine kleine, klare Botschaft haben. Und das ist keine Weltraumwissenschaft, eine gute Geschichte zu erzählen. Das erlebst du gleich am Beispiel meiner Geschichte. Das ist eine Alltagsgeschichte und liefert trotzdem klar die Grundidee des ersten Teils.

Die Geschichte ist ein bisschen länger her. Ich wurde eingeladen zu einem Barbecue. Also auf gut Deutsch zu einem Grillnachmittag. Und während ich so am Grill stand und auf mein Grillgut wartete, kam mein Freund Andre dazu. Andre könnte auch mitten unter euch sitzen, denn Andre ist Unternehmer und Junggeselle. Und nach eigener Aussage in beiden Bereichen überdurchschnittlich erfolgreich, was immer das heißen mag. Und während ich so am Grill stand und auf das Grillgut wartete, kam Andre dazu und quatschte mit mir. Andre müsst ihr euch so vorstellen: Er ist ein bisschen kleiner als ich und zu meiner persönlichen Beruhigung noch ein bisschen schwerer. Während wir zusammenstanden sagte er: »Rolf, ich habe mir eines vorgenommen, bis Ende des

Jahres, in den kommenden sechs Monaten, nehme ich 15 Kilo ab.« »Andre«, habe ich gesagt, »das ist eine Ansage.« »Ja, 15 Kilo müssen runter in den sechs Monaten. Ich habe ein klares Ziel und einen Superplan. Die Kilos müssen runter.« Dann haben wir auf diese super Idee mit einem Bier angestoßen, haben uns Schweinebauch auf den Teller legen lassen und haben mal geguckt, was so passieren wird. *(Lachen)*

Tatsächlich habe ich Andre sechs Monate später wieder getroffen, bei ihm daheim. Andre hat ein wahnsinnig schönes Haus, so eine richtig tolle Hütte mit einer sehr abgefahrenen Küche, einer hochmodernen Bulthaupt-Küche. Ich weiß nicht, ob ihr die kennt, das ist eine Mischung aus Chirurgie und Metzgerei. *(Lachen)*

Andre ist einer der wenigen, die so eine Küche haben und tatsächlich darin kochen. Andre sagt immer selbst, er ist ein begeisterter **Standardtänzer und exzellenter Koch. Das eine nutzt er für die** Akquisephase, das andere für den Abschluss. In seiner Küche gab es etwas Neues. Nein, keinen Thermomix. *(Lachen)* Ja, wir haben auch so ein Ding, das ist der teuerste Parmesanhobel, den ich je gekauft habe. *(Lachen und Applaus)*

In der Küche gab es ein neues Buchregal mit über einem Meter Literatur zum Thema gesünder leben, abnehmen, wie man wieder perfekt in Form kommt, mit Klassikern wie »Schlank im Schlaf«, »Fitness für Faule« – alles, was man so braucht. Also auf der einen Seite in der Küche das geballte Wissen und auf der anderen Seite die gelebte Realität, mein Freund Andre, der immer noch so aussah wie im Sommer. Mein Freund Andre muss die Skepsis in meinen Augen gesehen haben als ich zwischen den Büchern und seinem Bauch hin- und herblickte. Und daraufhin sagte Andre einen tief philosophischen Satz von höchster psychologischer Erkenntnisgüte. Er guckte nochmal auf die Bücher und nochmal auf seinen Bauch. Daraufhin sagte er: »Rolf, ich habe eines erkannt. Lesen alleine reicht nicht.« *(Lachen)*

»Oh Andre«, habe ich gesagt, »du bist einer heißen Sache auf der Spur.« Ein bisschen später bin ich runtergegangen in seinen Keller, um noch eine Flasche Rotwein hochzuholen, denn Andre konnte schon nicht mehr laufen. Im Keller entdeckte ich in einer der Ecken einen hochmodernen, computeranimierten, digitalisierten Stepper. Umwickelt von der Plastikfolie, in der er geliefert wurde. Da dachte ich: »Kaufen alleine reicht auch nicht.« Weder Wissen noch Kaufen allein reichen, wir müssen »Einfach machen!«

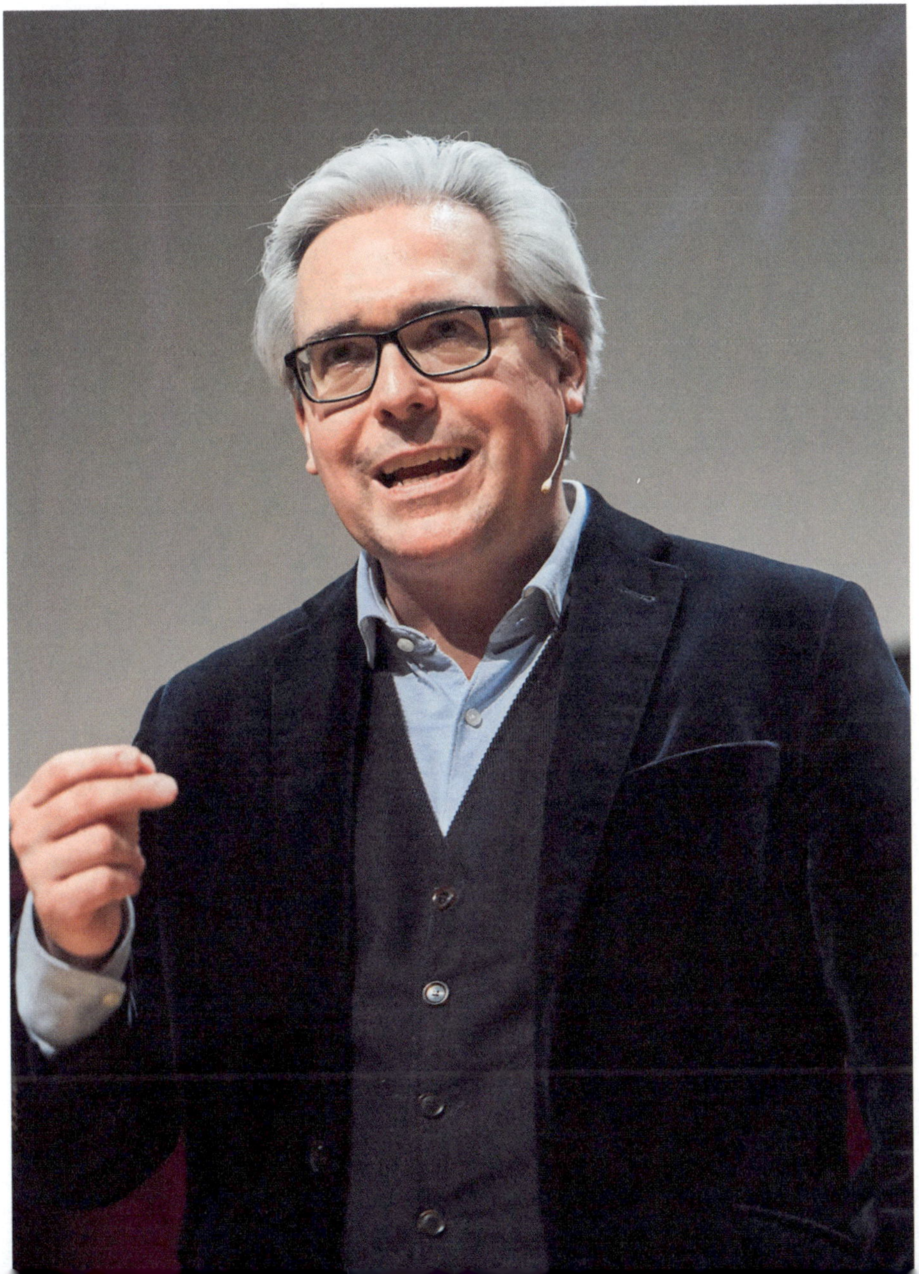

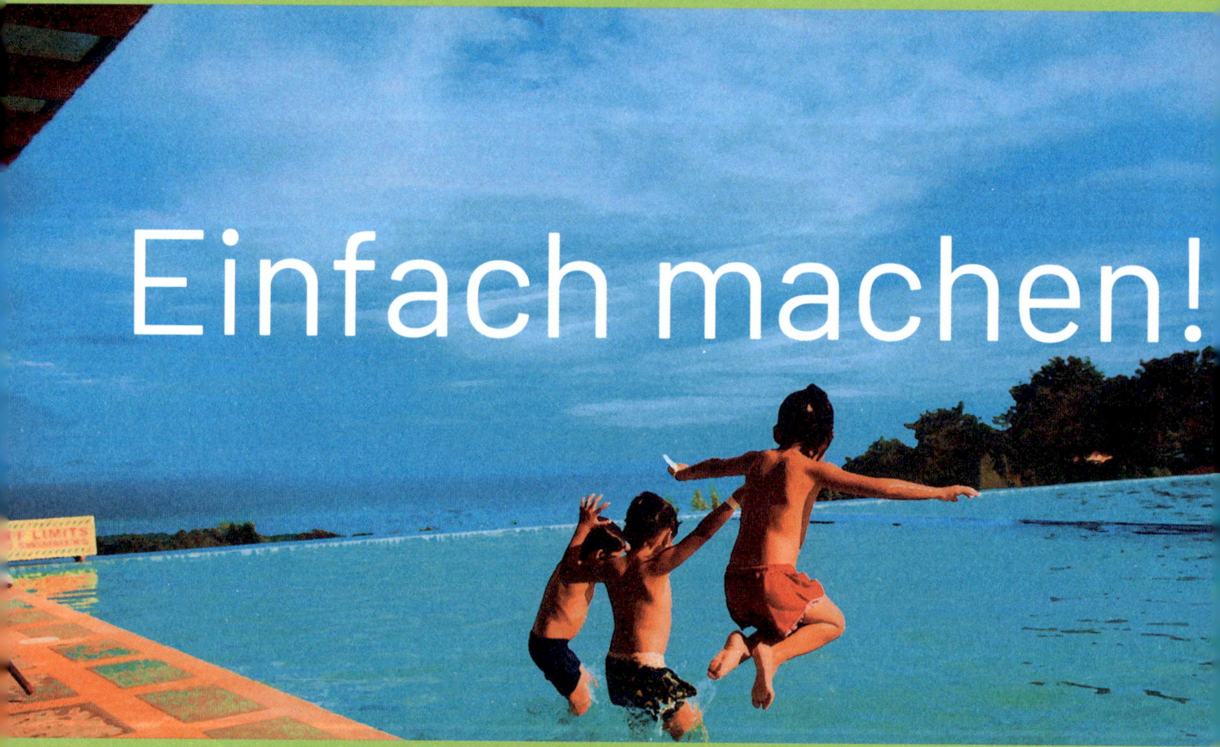
Einfach machen!

EINFACH MACHEN!

Ich habe heute meinen Sohn dabei, der ist mittlerweile zehn. Und als diese Geschichte passiert ist, da war er erst fünf, sechs. In dieser Zeit schrieb ich gerade an meinem Buch »Senkrechtstarter«. An einem Tag kam er zu mir und hat sich bei mir beschwert: »Papa, du hast gar keine Zeit mehr für mich. Du spielst nicht mehr mit mir. Du hast mich gar nicht mehr lieb.« Und dann habe ich ihm erklärt: »Doch, doch, Leonard, aber ich habe in ein paar Wochen Abgabe für dieses Buch. Das Manuskript muss ich fertig schreiben. Und es tut mir leid, es ist wirklich gerade schwierig.« Dann sagt er: »Du schreibst ein Buch?« Ich sagte: »Jaja, ich schreibe ein Buch.« »Und worum geht es denn in dem Buch?«, wollte er dann von mir wissen. Daraufhin habe ich ihm erzählt: »In dem Buch geht es darum, was man tun sollte, um reich und berühmt zu werden.« Und dann guckte er hoch und sagte: »Papa, du weißt, was man tun muss, um reich und berühmt zu werden?« Ich sagte: »Ja, darum geht es in dem Buch.« Und dann sagte er: »Aber Papa, wenn du doch weißt, was man tun muss, um reich und berühmt zu werden, warum bist du es nicht?«

Das war echt hart. Aber Kinder sprechen die Wahrheit aus. Ich habe damals diesen Stich, den er mir gegeben hat, genutzt, um dann Sachen anders zu machen. Tatsächlich, kurze Zeit später, konnte ich mir selbst auf die Schultern klopfen, denn ich hatte eine Fernsehshow. Zusammen mit Ruth Moschner präsentierte ich freitagabends um 20:15 Uhr auf Sat1 die mehrteilige Sendung »So tickt der Mensch«. Die Show war ein solcher Straßenfeger, dass sie nach drei Folgen abgesetzt wurde. *(Lachen)*

Doch eines habe ich in den letzten Jahren wirklich gelernt: Wir müssen ins Handeln kommen. Wir müssen nicht nur Dinge wissen, sondern man auch machen! Manchmal sind sie dann mit Rückschlägen verbunden. Dies ist unvermeidbar. Rückschläge gehören einfach dazu. Ohne Ausprobieren und vorübergehende Rückschläge werden wir nie unser volles Potenzial nutzen. Deshalb: Einfach machen! Auch ich musste in meiner Karriere einige Tief- und Rückschläge aushalten. Ich habe weiter gemacht und es hat sich gelohnt. Seit »So tickt der Mensch« hatte ich über 100 TV-Auftritte und ab Dienstag bin ich regelmäßig in der »Marco-Schreyl«-Show bei RTL zu sehen. Der Weg zum Gipfel ist nie leicht. Das ist der Grund, warum ihn auch nur so wenige gehen. Doch wenn du Schritt für Schritt deinen Weg gehst, erreichst du dein Ziel. Garantiert!

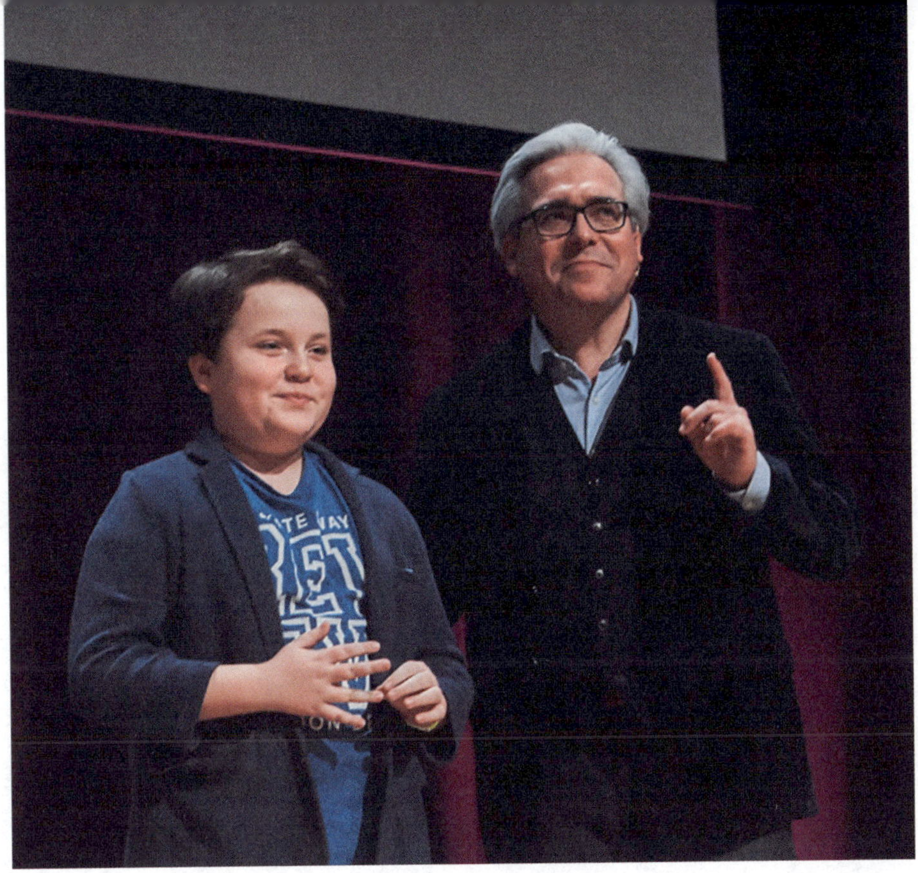

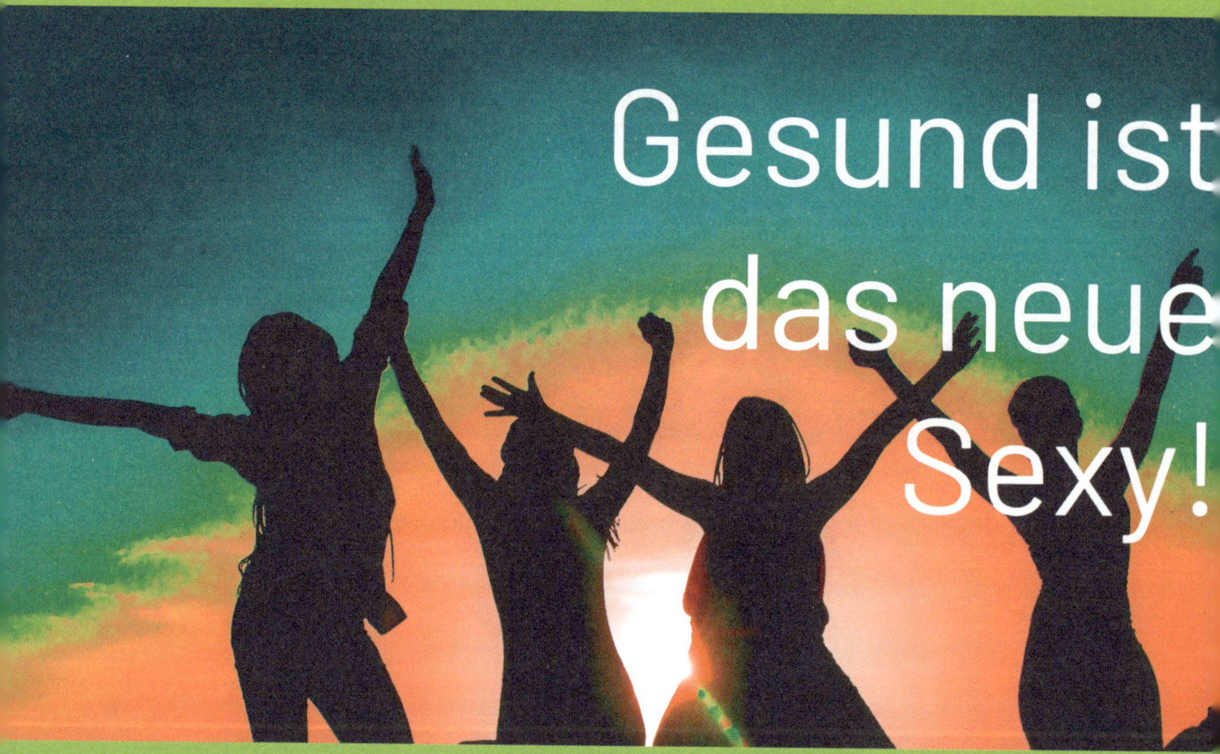
Gesund ist
das neue
Sexy!

GESUND IST DAS NEUE SEXY!

Aber was braucht man, um weitermachen zu können? Damit sind wir jetzt beim ersten Teil des aristotelischen Menschenbildes. Es geht tatsächlich um den Körper. Es geht darum, was du für dich tun kannst, damit du physisch belastbar bist. Immer dann, wenn es um Rückschläge geht, sagt die Resilienzforschung, das ist die Forschung, die sich mit der Widerstandsfähigkeit der Menschen beschäftigt: »Nur derjenige ist psychisch belastbar, der physisch stabil ist.« Ohne eine körperliche Stabilität, ohne eine gewisse Form von Gesundheit ist es eine große Herausforderung, mit Belastung und Stress umzugehen. Und darum ist so wichtig, gut auf sich zu achten.

Jetzt guckt der eine oder andere nach vorne und denkt: »Was will der Typ mir über Fitness erzählen? Ich sehe doch, dass der einen Bauch hat.« Ja, ich kriege nicht mal die Jacke zu. Das stimmt! Aber Gesundheit hat nichts damit zu tun, dass wir alle aussehen müssen wie Leptosomen, das heißt wie jemand, der gerade irgendwie in Mailand über den Laufstieg gelaufen ist. Gesundheit ist für mich eine innere Vitalität, ein Strahlen, eine Energie. Und deshalb präge ich immer den Spruch: »Gesund ist das neue sexy.« Und gesund bedeutet für mich, dass deine innere Fitness stimmt. Dass du wirklich belastbar bist und dass du spitze sein kannst, wenn es darauf ankommt. Dass du eine entsprechende Ausstrahlung hast. Das ist ganz wichtig auch für die, die tatsächlich im Network unterwegs sind. Wir wissen ganz klar, es sind nicht die Informationen, die Menschen überzeugen. Es sind deine Emotionen. Das, was du ausstrahlst, macht den Unterschied aus.

Da sind eine gewisse Physis und eine gewisse Belastbarkeit ganz, ganz wichtig. Aus vielen Forschungsergebnissen wissen wir, wenn es dir nicht gut geht, kannst du nicht dein Bestes geben. Wenn du die beste Version deiner selbst leben und zeigen willst, musst du auf dich achtgeben.

Wenn das vielleicht im Moment zu theoretisch klingt, denke doch mal an deinen persönlichen Alltag, wenn du schlecht drauf bist, wenn es dir selbst nicht gut geht, das heißt, irgendwie mit dem Job nicht läuft oder andere Sachen schwierig sind. Die Ehe ist vielleicht problematisch. Wenn es dir selbst nicht gut geht und du auch körperlich nicht fit bist, wenn du nicht gut drauf bist und die Kinder ein bisschen lauter sind, ein bisschen heftiger toben, dann kann es durchaus passieren, dass du total ausflippst und anfängst rumzuschreien. Geht es dir aber gut, bist du voll in deiner Kraft, kommst gerade aus dem Urlaub wieder, bist absolut in deiner Energie und bist richtig gut drauf und die Kleinen drehen völlig durch, fackeln das Haus ab, dann denkst du »Lass sie machen! Learning by burning! Passt schon!« *(Lachen und Applaus)*

Und ich würde mir wünschen, dass wir diese innere Großzügigkeit im Alltag wirklich mehr haben. Dass diese Großzügigkeit aus unserer persönlichen Energie erwächst. Wir brauchen eine andere Stimmung in unserem ganzen Land, ein ganz anderes Wohlwollen dem anderen gegenüber. Einfach mal durch die Gegend gehen und deine Mitmenschen anlächeln. Das ist nicht peinlich, sondern wundervoll! *(Applaus)* Schenkt vor allem den Menschen ein Lächeln, die selbst keines mehr für andere übrighaben. Einfach konsequent freundlich sein, auch gerade zu den Leuten, die schwierig sind. Ich habe manchmal so ein altes Lied aus den Siebzigerjahren auf den Lippen. Wenn Situationen herausfordernd sind, dann pfeife ich innerlich vor mir her: »Heute bin ich tolerant und gebe jedem Arsch die Hand.« Das hilft mir, über manche Dinge hinwegzusehen.

Übe dich in Gelassenheit!
Ich habe für mich ein extrem tolles Persönlichkeitstraining entwickelt. Es ist das härteste Training für innere Gelassenheit und seelische Souveränität: Fahr Deutsche Bahn! Ich bin überzeugter Bahnfahrer. Heute bin ich ausnahmsweise mit dem Auto da. Aber ich bin wirklich fast immer zu allen Veranstaltungen mit der Bahn unterwegs. Ich mache das zum einen aus Umweltschutzgründen, aber viel mehr mache ich es für mich, um als Persönlichkeit zu wachsen. Du kannst entweder entscheiden, in ein Zen-Kloster zu gehen oder Deutsche Bahn zu fahren. Nirgendwo anders wirst du so exzellent in Gelassenheit trainiert.

Man erkennt den geübten Bahnfahrer übrigens sofort. Er hat eine ganz anderes Mindset als gelegentliche Bahnnutzer. Der geübte Bahnfahrer steht an der Bahnsteinkante und die Bahn kommt später. Alle anderen flippen schon aus: »Die Bahn ist zu spät. Diese ewigen Verspätungen.« Und dann fährt der Zug ein und der geübte Bahnfahrer denkt einfach nur: »Er kommt.« Da sind wir Bahnprofis schon dankbar, wenn der Zug überhaupt erscheint. – und sogar mit allen Wagen. Und dann noch in der richtigen Reihenfolge. Hammer! *(Applaus)*

Aber diese persönliche Dankbarkeitsübung geht weiter. Die Bahn ist da. Man geht hinein. Dann kommt der Moment und man stellt fest: »Sie fährt!« Das ist auch eine große Freude. Dann kommen die vielen Begegnungen in der Bahn. Die Prügelknaben der Nation sind die Zugbegleiter. Die können einem echt leidtun. Den Job möchte ich nicht haben. Wenn bei der Bahn etwas schiefläuft, werden die Zugbegleiter dafür verantwortlich gemacht, obwohl die definitiv nicht schuld sind! Die haben weder die Züge gebaut oder die Schienen verlegt noch fahren sie den Zug. Trotzdem werden sie angeschrien und beschimpft, wenn etwas nicht perfekt funktioniert. Wenn du dann zu denen einfach mal sagst: »Wow. Danke, dass Sie diesen Job machen. Ich würde den nicht machen wollen. Schön, dass Sie mit an Bord sind und sich dafür zur Verfügung stellen.«

Ich habe Zugbegleiter schon echt weinen sehen, nur weil man ihnen etwas Nettes gesagt hat. So sehr stehen sie unter Stress. Wenn du da, wo andere ausflippen, souverän bleibst, weil es dir selbst gut geht, und freundlich bleibst und gut gelaunt bleibst, kommt irgendwann einer zu dir und sagt: »Sag mal, was nimmst du eigentlich?« Und das ist dann deine Chance. *(Lachen und Applaus)*

Erzähle einfach begeistert von den Produkten, die du nimmst! Du überzeugst durch dein Auftreten, dein Strahlen, deine Gesundheit. So gewinnst du mit Leichtigkeit Menschen. Du musst nichts verkaufen, präsent zu sein, reicht schon aus! Und wenn jemand sagt: »Mein Gott, strahlst du. Warst du im Urlaub?« Nein, ich fahre gar nicht in den Urlaub, sondern ich sorge für mich selbst, damit es mir gutgeht.

Der unterschätze Gesundheitsfaktor

Ich bin tatsächlich davon überzeugt, dass wir alle etwas tun können. Ich möchte jenseits von den tollen Produkten, die ihr habt, zwei, drei Ideen von der Sporthochschule aus Köln mitbringen, was jeder für sich tun kann, damit es ihm deutlich besser geht. Es sind drei einfache Dinge, doch viele treten das mit Füßen und deshalb geht es ihnen schlecht. Der erste Faktor entscheidet tatsächlich darüber, wie wahrscheinlich es ist, ob du im Alter an Demenz oder Depressionen erkranken wirst. Menschen über 40, die diesen Faktor regelmäßig mit Füßen treten, erkranken deutlich häufiger an Demenz oder Depressionen. Ich spreche vom Faktor Schlaf. Mir ist das echt wichtig. Wir brauchen alle mehr Schlaf. Und ich kann ein, zwei erkennen, die direkt ins Handeln kommen. Ja, sofort machen. *(Lachen)*

Schlaf ist so wichtig. Damit du erblühen kannst, ist Schlaf so wichtig. Es gibt unterschiedliche Schlafschulen. Die einen sagen, es kommt auf den Rhythmus an, die anderen sagen, es kommt auf die Menge an. Ich sage, am besten ein Rhythmus mit der richtigen Menge. Und was ist die richtige

Menge? Die Sport-Uni Köln sagt ganz klar, wer Leistungen bringen will, entweder auf dem Sportfeld oder in der Familie oder im Business, braucht im Durschnitt sieben bis neun Stunden Schlaf. Und nicht pro Woche! Nein, sieben bis neun Stunden Schlaf pro Nacht! Da denkt hier jemand: **»Äh, wie soll das denn gehen? Da müsste ich ja spätestens um 21 Uhr zu Bett.« Jetzt mal unter uns, 40** plus, was passiert noch nach neun Uhr? *(Lachen)*

Da sitzen Menschen vor irgendwelchen flimmernden Bildschirmen, gucken sich andere Menschen an, die angeblich prominent sind, die aber keine Sau kennt, und beobachten, wie sie Känguruhoden futtern. Das muss doch kein Mensch machen. Besser wäre es, gut zu sich selbst zu sein, früh zu Bett zu gehen und Energie zu tanken. Sei gut zu dir selbst. Es fängt im Kleinen an. Wir bewegen uns im Leben auf Spiralen. Wenn das eine Gute passiert, passiert etwas anderes Positives. Und umgekehrt gibt es das Gegenteil. Wenn du in einer Sache nicht gut zu dir bist, zieht es auch andere Negativkonsequenzen mit sich.

Wer nicht genügend Schlaf hat, der wird meistens, wenn er jetzt nicht gerade bei LifePlus ist und sich seinen Daily reinschraubt, den Tag mit einem Kaffee starten. Frei nach dem Motto: »Diese Maschine kann ohne Kaffee nicht laufen.« Dann wird Koffein in sich hineingeschüttet. Das hilft, aber nur vorrübergehend. Wenn der Koffeinpegel wieder fällt, brauchst du nochmal Kaffee und nachmittags nochmal Kaffee. Abends bist du dann aber so gut drauf, dass du eine Flasche Rotwein brauchst, um wieder runterzukommen. Tatsächlich hilft der Alkohol beim Einschlafen, aber nicht beim Durchschlafen. Ich kenne Menschen in verantwortungsvollen Aufgaben, die völlig unverantwortlich mit sich selbst umgehen. Die ziehen das gnadenlos durch. Tagsüber Kaffee, Kaffee, Kaffee, abends Alkohol. Und das immer wieder. Tagsüber Kaffee, abends Alkohol. Tagsüber Kaffee, abends Alkohol. Mein Tipp ist: »Tauscht das.« *(Lachen)*

Quelle der Gesundheit

Nein, nein, wartet. Tauscht das gegen Wasser. Die meisten trinken zu wenig Wasser! Gerade die Männer im Saal. Die meisten Jungs trinken nicht genügend Wasser. Wenn du nicht gerade irgendeine Krankheit oder ein Nierenleiden hast, empfehle ich dir mindestens eineinhalb Liter frisches, reines Wasser zu trinken. Täglich eineinhalb Liter. Jetzt guck nicht so panisch, vor drei Weizen hast du auch keine Angst. Das ist machbar! Vielleicht denkt jemand: »Wenn ich so viel Wasser trinken müsste, würde ich die ganze Zeit zur Toilette laufen.« Die Sport-Uni Köln sagt ganz klar, den meisten fehlt auch Bewegung. *(Lachen)*

Aus der einen guten Entscheidung erwächst die nächste richtige Entscheidung. Mir ist es egal, was du für Witze darüber erzählst, was Fische im Wasser machen. Trink mehr Wasser. Ich ziehe das durch. Ich trinke jeden Tag mindestens zwei Liter Wasser. Ich bin deshalb auch im hohen Alter immer noch so faltenfrei. Dafür gibt es zwei gute Gründe: Erstens ist es meine Eigenfetttherapie und zweitens ziehe ich das mit dem Wassertrinken durch.

Männer sind da wirklich völlig wahnsinnig. Viele achten einfach nicht auf sich selbst und auf ihre Gesundheit. Frauen machen das deutlich besser. Frauen haben eine viel höhere somatische Intelligenz. Diese somatische, körperliche Intelligenz führt dazu, dass sie besser auf sich selbst achten. Männer treten sich und ihre Gesundheit regelmäßig mit Füßen. Wenn einmal es nicht gut läuft, machen die einfach weiter. Die schlucken gegen die Probleme an. Also sei es mit Betablockern oder Alkohol. Im schlimmsten Fall ballern sie sich beides in die Birne. Frauen sind da cleverer. Die hören auf sich und ihren Körper. Manchmal reagieren sie auch auf psychischer Ebene. Dies ist einer der Gründe, warum Frauen statistisch gesehen viel häufiger unter einem Burnout erkranken. Sie merken, da stimmt was nicht, und ziehen die Notbremse. Männer machen einfach weiter. Ich schreibe gerade an einem neuen Buch mit einem echt provokanten Titel. Das Buch heißt: »Frauen kriegen Burn-out. Männer sterben einfach.« Wenn du gnadenlos mit dir umgehst, dann musst du dich nicht wundern, dass dein Körper seinen Tribut einfordert.

Für mich ist das ein extremwichtiges Thema, das mir ganz stark am Herzen liegt. Es hat mit meinem Papa zu tun. Mein Papa war eine großartige Persönlichkeit. Er war ein wundervoller Mensch. Ich bin von ganzem Herzen dankbar, dass ich mit ihm großwerden durfte. Mein Papa war ein toller Mann. Mein Vater war jemand, der immer für jeden da war. In seinem Unternehmen war er für jeden da. In seinem Ehrenamt war er für jeden da. In seiner Familie war er für jeden da. Nur für einen war er nie da, für sich selbst. Und wir haben als Familie nach seinem dritten Herzinfarkt einen viel zu hohen Preis bezahlt, weil dann war er gar nicht mehr da. Und deshalb, bitte nimm dich selbst ernst. Du bist es wert, dass du gut zu dir selbst bist. *(Applaus)*

Sei gut zu dir selbst!

Ja, ich meine das ganz ernst. Du bist es wert! Ich kann es einfach nicht verstehen, wenn Menschen nicht bereit sind, in ihre eigene Gesundheit zu investieren. Das ist völliger Irrsinn. Der Körper holt es sich zu einem anderen Zeitpunkt zurück. Gerade für alle, die vielleicht noch eine Distanz zu dem Thema besitzen, habe ich einen wichtigen Hinweis. Du bist vielleicht Unternehmer oder Selbstständiger, dann ist es überaus wichtig, dass du lernst, gut zu dir selbst zu sein. Wenn du aus dem Sattel geschossen wirst, wird der Verlust, den du dadurch generierst, viel höher sein als das, was du auf Gesundheitsebene in Therapie oder im guten Umgang mit dir selbst, in dich investieren kannst. Mache es wirklich. Sei gut zu dir selbst.

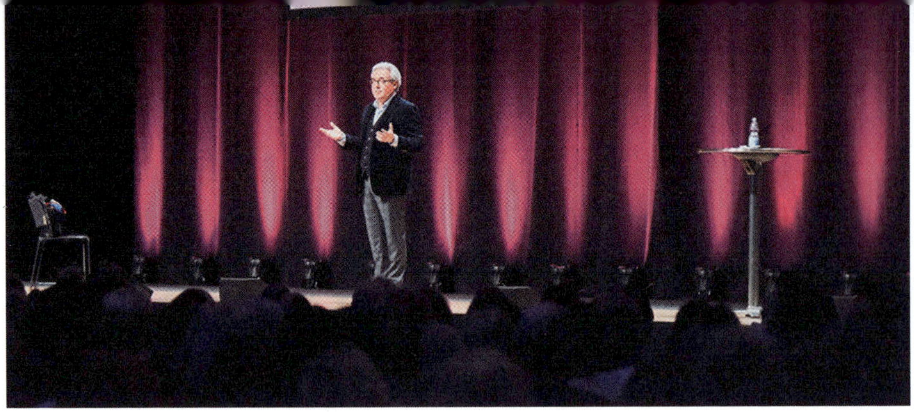

Achte auf genügend Schlaf, bleibe in Bewegung, passe auf, was du in dich hineinschüttest und lerne wieder, Pause zu machen. Die meisten Menschen arbeiten tatsächlich zu viel. Henry Ford hat einmal gesagt: »Manche Menschen arbeiten so viel, dass sie keine Zeit haben, Geld zu verdienen.« Es ist ganz wichtig, dass du lernst, Pause zu machen. Wir wissen aus der Sportmedizin, der Muskel wächst nicht in der Anspannung, sondern in der Entspannung. Lerne, dich zu entspannen.

Früher konnte man an dem Arbeitsplatz von einer Bevölkerungsgruppe lernen, zu der ich aber nie dazugehört habe, wie man richtig gut Pause macht. Wenn diese Betreffenden ein inneres Pausebedürfnis hatten, standen die auf, bewegten sich, gingen an die frische Luft, machten mediative Handbewegungen, atmeten tief ein und wieder aus und vergifteten sich dabei selbst. Ich spreche von den Rauchern, die beherrschten noch die Kunst der Pause. Heute funktioniert das auch nicht mehr, denn statt wie früher einfach nichts zu machen, daddeln alle auf ihrem Smartphone rum. Es ist ein Irrsinn. Bitte nicht nur über die jungen Menschen schimpfen, über die sogenannten »Smobies«, die Smartphonezombies, die immer nur mit gebeugtem Kopf und Handy in der Hand durch die Gegend laufen. Die Schlimmsten sind die Älteren.

In meinen Seminaren sitzen meistens Führungskräfte internationaler Konzerne. Bevor der Workshop startet, sammele ich die Smartphones ein. Viele Manager sind richtig handysüchtig, die daddeln heimlich unter dem Tisch wie Teenies in der Schule. Wenn ich dann die Handys einsammeln, verhalten sich gestandene Vorstände wie Zweijährige, denen man das Räppelchen abgenommen hat. Manche brechen in Tränen aus, andere sehen zum ersten Mal ihre Handfläche wieder. *(Lachen)*

Lernt, Pause zu machen. Am Smartphone daddeln ist keine Pause. Wir müssen lernen, nichts zu tun. Digital-Detox ist nicht schwer! Man macht den Scheiß einfach mal aus.

Hier noch ein Hinweis für alle jungen Eltern: »Ein IPad ist kein Babysitter!« Hört auf damit, eure Kinder im Restaurant oder bei Besuchen bei Freunden das IPad oder das Smartphone in die Hand zu drücken. Du hast Kinder nicht so lange in deinem Leben. Nimm dir Zeit für sie. Das ist nicht immer einfach, doch es lohnt sich. Du entscheidest selbst darüber, ob deine Kinder eine tiefe, liebevolle Beziehung zu dir entwickeln oder selbst handysüchtig werden. Nimm dir Zeit für deine Kinder! *(Applaus)*

Kinder machen glücklich!

Auch bei diesem Thema hat mir mein kleiner Sohn eine harte Lektion verpasst. In einer Zeit, in der ich in Chaos und viel Arbeit zu ersticken drohte, weil ich durch Dummheit und Selbstüberschätzung mein Unternehmen in eine schwer Schieflage gebracht hatte, versuchte ich, mit Multitasking meine Welt zu retten. Oft funktionierte das, aber nicht bei meinem Jungen. Wenn wir in seinem Kinderzimmer zusammensaßen, habe ich dann versucht, mit ihm mit der einen Hand zu spielen, und mit der anderen habe ich versucht, auf dem Smartphone E-Mails zu beantworten. Da sagte Leonard tatsächlich als Vierjähriger zu mir: »Spiel richtig oder spiel gar nicht.« Aus diesem Grund habe ich irgendwann die E-Mails von meinem Smartphone deinstallieren lassen. »Okay. Wenn, dann richtig.«

Nimm dir diese Zeit, denn Kinder sind etwas Wundervolles. Ganz kurz ein Appell an alle, die vielleicht noch keine haben. Mir hat man immer erzählt: »Kinder sind das Allertollste, das Schönste auf der Welt.« Das konnte ich mir nie vorstellen. Wenn mir jemand sagte »Kinder sind das Allerschönste«, dachte ich »Du weißt nicht, was ich schon alles Schönes erlebt habe.« Als dieses kleine Monster, dieser Fleischwecker, *(Lachen)* in unser Leben kam, einen nachts aus dem Schlaf riss. Das war so schön. *(Lachen)* Wirklich! Kinder aktivieren bei uns Menschen eine ganz andere Kategorie an Emotionen, die mit nichts zu vergleichen ist. Selbst wenn du beim Windelmachen angepinkelt oder unerwartet angespuckt wirst, es macht dich trotzdem glücklich. Wer du jetzt darüber nachdenkst »Ok, vielleicht sind Kinder doch was für uns«, dann nimm den ersten Satz aus der Show mit: »Einfach machen!« *(Lachen)*

Selbsterkenntnis statt Selbstüberschätzung

In einer ganz entscheidenden Phase meines Lebens stand ich vor einer großen Lebensherausforderung. Ihr müsst euch vorstellen, ich habe mich nach meinem Studium relativ schnell selbstständig gemacht und mein erstes Trainingsinstitut aufgemacht. Ich verkaufte Seminare für junge Führungskräfte. Und ich habe Glück gehabt, es gab zwei Unternehmen, die kräftig zugeschlagen haben. Die einen kommen sogar hier aus der Region. Das Unternehmen verkauft Befestigungssysteme, also Schrauben. Den Namen WÜRTH ich nie sagen! *(Lachen)*

Ich habe eine Menge für die gemacht. Die haben regelmäßig Schubkarren voller Geld vor meiner Tür ausgeschüttet. Kein Neid, ist alles weg. Das Geld tat meinem Konto gut, aber nicht meiner Persönlichkeit. Ich entwickelte eine Arroganz und Selbstverliebtheit, die zur heutigen nicht vergleichbar ist. Es war noch schlimmer. Das heißt, ich schwebte durch mein Büro, haute Sprüche raus. Mitarbeiterinnen fingen an zu weinen und ich dachte »Ah, Freudentränen« und ging weiter. Ich war zu einem echt unerträglichen Chef geworden. Ich verprellte nach und nach auch meine Kunden, doch ich merkte es nicht mal. Das war keine gute Zeit. Tatsächlich war es so, dass es noch deutlicher schwieriger wurde.

Zum Glück vertraute mir eine meiner Mitarbeiterinnen und nahm sich ihren Mut zusammen, um mir auf ganz besondere Art Feedback zu geben – auf eine Art, wie es nur Frauen können. Ich hatte es wirklich verdient, dass mir jemand den Kopf wusch, denn ich hatte mich oft danebenbenommen. Ich werde den Tag des Feedbacks nie vergessen. Es war an einem Montagmorgen. Ich war in meinem überdimensionierten Chefbüro und es klopfte an der Tür. Ich rief »Herein!« und daraufhin schwebte meine damalige Assistentin, Frau Strahl, herein. Frau Strahl heißt nicht nur so, sondern hat auch eine wahnsinnig tolle Ausstrahlung und eine wirklich beeindruckende Persönlichkeit. Doch an dem Vormittag war es etwas anders. Als sie reinkam, hielt sie ein wunderschön verpacktes Geschenk in ihren Händen. Und als sie mit diesem Geschenk so auf mich zukam, dachte ich: »Rolf, du hast es geschafft. Deine Mitarbeiter bringen dir Opfergaben.« Dann kam sie auf mich zu und sagte keck: »Herr Schmiel, vom ganzen Team für sie.« Ich nahm das Geschenk entgegen und packte es aus. Ich merkte schnell, dass das ein Buch war. Als ich den Titel las, war mir klar, in meinem Laden gibt es Veränderungsbedarf. Das Buch heißt und hieß »Mein Chef ist ein Arschloch – Ihrer auch?!« *(Lachen und Applaus)*

Da war mir klar, in meinem Laden gibt es Veränderungsbedarf. Frau Strahl musste gehen. Ich lass mir doch nicht sagen, was ich bin. Ne, Blödsinn. Frau Strahl blieb und ich musste mich einigen bitteren Wahrheiten stellen. Das ehrliche Feedback meines Teams war schmerzhaft, doch machte es mich zu einem besseren Chef. Das war auch zwingend notwendig, denn die wirklich schweren Zeiten meiner Selbstständigkeit standen schon vor der Tür. – Doch davon wusste ich zu dem Zeitpunkt noch nichts!

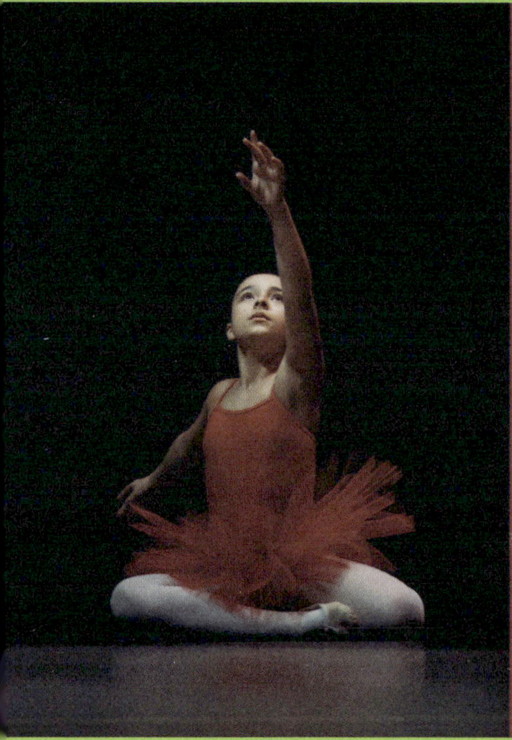

Haltung schafft Wirkung

HALTUNG SCHAFFT WIRKUNG!

Gerade in herausfordernden Zeiten, wenn man mit dem Rücken zur Wand steht, zeigt sich, ob man gut für sich selbst sorgen. Es ist so wichtig, dass wir innerlich stabil sind. Wenn der Druck groß ist, musst du gut für dich sorgen. Häufig machen wir das Gegenteil. Wenn es schwierig wird, hören wir mit den guten Gewohnheiten auf und rennen nur noch dem nach, was machbar ist. Sei gut zu dir selbst, damit du diese innere Stabilität hast. Aus dieser Stabilität entsteht etwas, was extrem wichtig ist, um wirklich Menschen zu gewinnen. Lass einmal diesen Gedanken auf dich wirken: Haltung schafft Wirkung.

Nur, wenn es dir gut geht, erzielst du diese Ausstrahlung, mit der du Menschen gewinnen kannst. Mit der richtigen Haltung wirst du zum Menschenmagneten. Dann musst du nichts mehr verkaufen. Dann gewinnst du Menschen durch deine Persönlichkeit. Dann wirst du zu einem Botschafter deines Produktes, deiner Idee, zu dem, was wirklich zu dir gehört. Haltung schafft Wirkung. Als mir in meinem Leben endlich gelungen war, mit der richtigen Haltung durch die Zeit zu gehen, öffneten sich plötzlich Türen, die mir bis dahin sonst immer verschlossen geblieben waren. Früher war ich mit der Haltung unterwegs: »Ich komme, um abzukassieren!« Es ging mir nur darum, den für mich maximalen Profit rauszuholen. Lange Zeit bin ich mit dem Mindset eines hungrigen Wolfs bzw. Rolfs auf die Bühne gegangen oder zu Terminen gereist. Meine Gedanken waren geprägt von: »Wie wirke ich? Was hole ich danach an Buchungen rein? Oder was kann ich verkaufen?«

Ihr werdet merken, ich bin heute hier und habe nicht einmal etwas dabei, was ich euch zusätzlich verkaufen möchte. Meine neue Haltung heißt: »Ich komme, um zu geben!« Das ist meine tiefste, innere Überzeugung. Ich meine das ganz ernst. Ich komme hierher, weil mir diese Arbeit Spaß macht. Mir macht sie so viel Spaß, ich würde das auch machen, wenn es dafür kein Geld gäbe. Hoppla, jetzt wird Andy Steiner wach! Doch, ich nehme das Geld, gar keine Frage. Und Andy denkt »Reichlich«. Das stimmt! Das ändert aber nichts daran, dass ich diesem Moment, im Hier und Jetzt, nur einen einzigen Wunsch habe, für euch da zu sein, euch zu inspirieren und alles zu geben, damit sich für euch die Begegnung mit mir lohnt.

Nimm das mit in dein Leben, dorthin, wo du Menschen begegnest. Wenn du in ein Gespräch hineingehst und wirklich Menschen gewinnen willst, dann tue es nicht mit einem Hintergedanken. Denke nicht sofort »Wie kann ich den zum Teampartner machen?«, sondern sei echt an Menschen interessiert. Interessiere dich wirklich für Menschen. Du musst Menschen mögen, um selbst zum Menschenmagnet werden zu können. Du musst Menschen mögen, nur dann entwickelst du einen charismatischen Magnetismus. Nur so wird man zum Menschengewinner! *(Applaus)*

Network als Lebenschance

Dabei möchte ich eines erwähnen – und das hat mir niemand in mein Vortragsskript hineingeschrieben. Ich sage es auch aus Überzeugung. Ich finde, dass das Konzept des Personal-Franchise wirklich häufig unterschätzt und oft völlig falsch dargestellt wird. Es hat letztlich noch jemand mit mir darüber diskutiert. Er hatte gehört, dass ich heute hier bei dieser Veranstaltung bin und hat dann seine Vorurteile dazu erzählt. Diese Vorurteile entstehen meistens daraus, dass man sich nie tiefer gehend mit dem Businessmodell beschäftigt hat und generell nicht versteht, wie Marktwirtschaft funktioniert. Alle, die heute als erfolgreiche Networker hier sitzen, sind nur deshalb erfolgreich, weil sie aus einer Grundhaltung heraus den Wunsch haben, andere erfolgreich zu machen. Du kannst nicht im Personal-Franchise erfolgreich sein, wenn es nicht dein ehrlicher Wunsch ist, andere stark zu machen!

In anderen Wirtschaftskonzepten, im Kapitalismus, Entschuldigung, es kommt eine kurze Kapitalismuskritik, ist es immer so: Der eine wird nur reich, wenn man den anderen ausbeutet. Das ist hier der große Unterschied. Du kannst im Network nur punkten, wenn du zu geben bereit bist und andere erfolgreich machen willst. Haltung schafft Wirkung! *(Applaus)*

Lebe das wirklich und dann wird vieles einfacher, wenn du sagst: »Ich mache das, weil ich wirklich Menschen eine Hilfe geben möchte.« Bitte aber auch nicht zu sehr missionieren, das kann auch nerven. Sei einfach gut, gütig und großzügig. Aus dieser Haltung – gut, gütig und großzügig – gewinnst du immer Menschen. Das ist mir wirklich ganz, ganz wichtig. Wer das nicht lebt, der verrennt sich!

Bauchlandung statt Senkrechtstarter

Als es in meiner ersten Selbstständigkeit scheinbar so richtig gut lief, machte ich einen heftigen Fehler. Ich verliebte mich in meine eigene Imagebroschüre. In dieser Lebensphase dachte ich tatsächlich, ich könnte über Wasser laufen. Ich hatte eine fast schon unerträgliche Persönlichkeit entwickelt, mit der ich nach und nach auch meine besten Kunden verprellte. Obwohl irgendwann die Umsätze in den Keller gingen, habe ich weiterhin mit Geld nur so um mich geschmissen. Ich musste mich in der Zeit, um mich gut zu fühlen, mit Statussymbolen umgeben. Ich hoffte, so meinen Minderwertigkeitskomplex ausgleichen zu können. Also fuhr ich einen sauteuren Jaguar XJ in Vollausstattung, hatte ein riesiges, dekadentes Büro und unsere Wohnung ließ ich vom Feinsten renovieren. Ich weiß genau, wie meine Frau zu mir sagte: »Rolf, wir brauchen neue Fliesen im Bad.« Ich sagte: »Suche dir welche aus! Der Preis ist egal!« »Ok«, sagte sie, »aber die hier kosten 60 Euro.« Meine Antwort war »Passt schon! Auch wenn es viel Geld ist für einen Quadratmeter.« Daraufhin meine Frau: »Nee, pro Fliese!« **Übercool** reagierte ich mit: »Ach komm, sind halt Gucci-Fliesen. Macht doch nichts.« Und ich haute die Kohle nur so raus.

Das war erst der Anfang meiner wirtschaftlichen Bauchlandung. Als kaum noch Aufträge reinkamen und meine Rücklagen ausgegeben waren, da meldete sich das Finanzamt bei mir. Wahrscheinlich hatten sich die Finanzbeamten gedacht: »Oh, da gibt es diesen Typen, der hat früher eine Menge Steuern bezahlt, jetzt bezahlt er weniger. Lasst uns mal gucken, was da los ist.« Das Schreckensszenario jedes Jungunternehmers: steuerliche Betriebsprüfung. Und wenn das Finanzamt kommt, um etwas zu finden, dann finden sie was, und bei mir gab es viel zu entdecken. Ich war jung. Ich war wild und sehr kreativ. Und ich hatte einen Steuerberater, der war auch jung, wild und kreativ. Wir kamen als Team beim Finanzamt nicht so gut an. *(Lachen)*

Am Ende der Betriebsprüfung wollten sie von mir in der Zeit, als mein Laden wirtschaftlich schon am Boden lag, eine fette Nachzahlung. Die Nachzahlung bezog sich selbstverständlich auf die guten Jahre. Plötzlich wollten die von mir innerhalb von vier Wochen eine sechsstellige Summe sehen. Doch die hatte ich nicht. »Wie wäre es mit Gucci-Fliesen?« Mein Vorschlag wurde dankend abgelehnt. Da stand ich da: jung, dynamisch und erfolglos. In kürzester Zeit musste ich mein tolles Büro auflösen. Mein Jaguar wurde eingetauscht gegen den alten Golf meiner Frau. Bei Terminen habe ich dann oft den alten Golf zwei Straßen weiter geparkt und bin das das letzte Stück mit dem Taxi gefahren. Das war echt schwierig. Ich war am Ende, aber die Steuerforderungen musste ich trotzdem bezahlen.

Wie es bei Katastrophen nun mal so ist, kam ganz viel auf einmal auf mich zu. Firma kurz vor der Pleite, das Finanzamt jagte mich und dann starb auch noch mein Vater. Genau in dieser Zeit der maximalen Belastung kam meine Frau auf mich zu und sagte lächelnd: »Rolf, wir werden Eltern!« Super! Doch ich kann euch sagen, diese Mischung war extrem wichtig, um aus dem Tal der Tränen wieder rauszukommen. Denn plötzlich hatte ich einen Grund, Dinge zu bewegen, Dinge konsequent anders zu machen. Mein Wunsch, für meine kleine Familie sorgen zu können, hat mich maximal motiviert.

Ich habe wieder hart gearbeitet und nach Wegen gesucht, wie ich die Kohle für das Finanzamt zusammenkriegen konnte. Gott sei Dank hat dann die Bank mir und dem Vermögen meines Schwiegervaters vertraut! Gemeinsam haben wir einen Weg gefunden. Doch daraufhin brauchte ich einen Plan, um aus der Misere rauszukommen. Ich habe an einem Konzept gefeilt, das mir meine Existenz gerettet hat und mittlerweile auch viele andere dabei unterstützen konnte, sich aus Krisen-Situationen zu befreien. Mit diesem Konzept kann man tatsächlich über sich hinauswachsen.

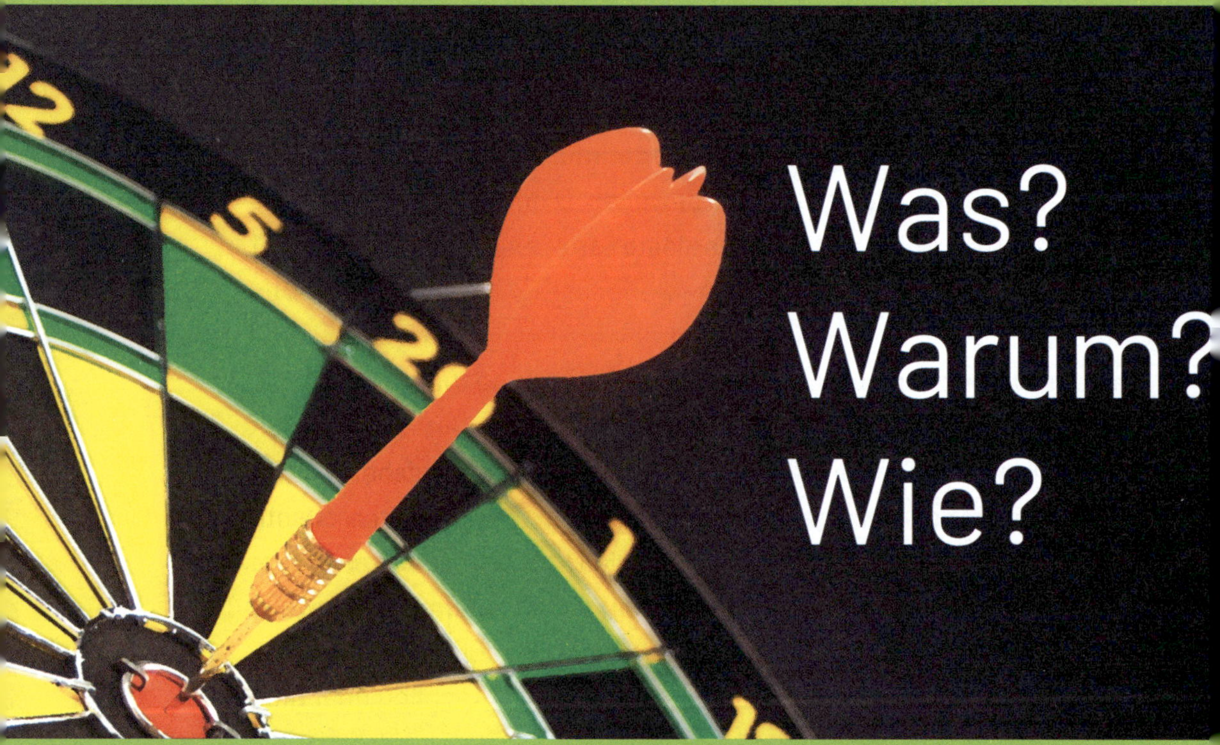
Was?
Warum?
Wie?

DIE DREI SCHLÜSSELFRAGEN

Wir haben vorhin gelernt, dass wir gut zu uns selbst sein müssen. Das gibt Kraft, Stärke und Durchhaltevermögen - besonders dann, wenn man mit dem Rücken zur Wand steht. »Geh gut mit dir selbst um. Sei stabil, sei lebensfroh.« Doch das allein reicht nicht. Du brauchst ein Konzept, um dein Potenzial, das in dir steckt, wirklich abrufen zu können. Mir hat dieses Konzept extrem geholfen. Die Methode basiert auf drei Schlüsselfragen. Diese Fragen geben deinem Handeln Richtung, Ausdauer und Intensität. Wenn du mehr aus dir und deinem Potenzial machen willst, dann stelle dir immer wieder diese drei Fragen: Was? Warum Wie?

Bei der ersten Frage, dem »Was?«, wird es für viele häufig schon schwierig. »Was willst du?« Ich wusste damals ganz klar, was ich leisten musste. Ich musste diesen Schuldenberg abbezahlen und trotzdem gleichzeitig für meine Familie da sein und ihr ein schönes Leben bereiten. Aber was ist es bei dir? Was willst du? Wo kein Wollen da ist, keine Vorstellung vorhanden ist, keine Idee da ist, was man konkret will, da wird nichts passieren. Erst wenn wir wissen, was wir wollen, können wir tatsächlich Vollgas geben. Am besten ist es, wenn der Grund größer ist als du selbst, denn häufig stehen wir uns selbst im Weg. Wenn es etwas gibt, was wir wirklich wollen, was vielleicht sogar größer ist als wir selbst, kommen wir ins Handeln. Bei mir war es so, dass es mir tatsächlich extrem geholfen hat, dass ich wusste, was ich wollte.

Dazu eine kleine Geschichte aus meinem Studium. Ich hatte einen Mitstudenten, Thorsten. Wir saßen oft in der Stochastik-Vorlesung zusammen. Ich brauchte Stochastik, also Statistik und Wahrscheinlichkeitsrechnung, für mein Psychologiestudium und Thorsten für Wirtschaftswissenschaften. Thorsten war recht materialistisch eingestellt, aber durchaus ein netter Kerl. Wenn die Stochastik-Vorlesung mal wieder nicht so prickelnd war beziehungsweise es so richtig bitter und staubtrocken wurde, holte Thorsten sein Portemonnaie raus. Er machte es auf und zog aus dem Portemonnaie ein Foto raus, legte es so vor sich und streichelte das Foto. Selbstverständlich habe ich neugierig geguckt und war etwas überrascht, was auf dem Foto zu sehen war: Ein Porsche 911.

»Thorsten, was ist los?«, fragte ich. »Weißt du Rolf, ich habe eines erkannt, wenn ich irgendwann so eine Karre fahren will, muss ich diesen langweiligen Mist durchhalten.« Das heißt, er wusste, was er wollte. Dieses Wissen gab ihm die Kraft, tatsächlich das zu machen, worauf es in dem Moment ankam. Weißt du, was du willst? – Denn ohne das wird es wirklich schwierig. Und umso schöner und klarer deine Vision vor deinem geistigen Auge erscheint, desto wahrscheinlicher ist es, dass du ins Handeln kommst.

Kommen wir zur nächsten Frage, dem »Warum?«. Wenn das »Warum« hinter dem »Was« stark genug ist, zündest du einen Motivationsturbo. Das steckt schon in dem Wort Motivation. In dem Wort Motivation steckt zum einen das lateinische »movere« für in Bewegung kommen und zum anderen das Wort »Motiv« für Grund. Das heißt, du brauchst einen starken Beweggrund. Wenn der Grund nicht stark genug ist, wird nichts passieren. Bei mir war es tatsächlich die Zukunft meiner Familie vor Augen und die Bank im Nacken. Da ging die Post ab. Nur wenn der Grund stark genug ist, beflügelt uns auch das »Was« immer wieder aufs Neue. Fehlende Gründe führen dazu, dass wir zu früh aufgeben. Das kennen wir doch alle.

Irgendwann im April, Mai denken wir: »Oh, der Sommerurlaub naht, ich brauche eine entsprechende Badehose- oder Bikinifigur.« Und dann nimmt man sich vor, doch irgendwie ein paar Dinge anders zu machen. Wenn man nicht gerade eine tolle Stoffwechselkur macht, dann wird es für den einen oder anderen wirklich schwierig. Wenn es dann etwas unangenehm wird und vielleicht nicht mehr auf Anhieb funktioniert, dann denkt man sich häufig: »Och, warum tue ich mir das an, ich bin doch eh schon verheiratet. Lass mal sein!«

Wenn der Grund nicht stark genug ist, kommen wir nicht ins Handeln. Wenn der Grund jedoch stark ist, wird er dich auf emotionaler Ebene antreiben. Emotionen sind der Motor unseres Handelns. Wenn keine starken Emotionen da sind, dann tun wir nichts. Doch starke Emotionen werden nur durch ein lebendiges Motiv geboren, einen starken Grund. Du musst wissen, was du willst! Du brauchst starke Gründe.

Die dritte Frage heißt »Wie?«, denn du brauchst einen Plan, ein klares Konzept, das dir die nächsten Schritte verrät. Ein Plan hat nichts mit Zwischenzielen zu tun. Bei einem Plan geht es um konkrete Handlungsschritte, die du dann tatsächlich Schritt für Schritt abarbeitest. In ganz vielen Situationen ist es wichtig, dass du dich dabei vielleicht auch unterstützen lässt. Gerade, wenn du schon auf den Boden gefallen bist und nicht alles richtig gemacht hast. Lass dir dann helfen. Lass dir zeigen, wie es in dieses Mal besser laufen kann. Man muss nicht immer die Welt neu erfinden. Manchmal kann es sein, dass du Glück hast und jemand sagt zu dir: »Guck mal, hier gibt es einen klaren Plan, ein funktionierendes System.« Dann greif zu. Mein Motto heißt: »Lieber fehlerhaft beginnen als perfekt zögern.« Bleib nicht in der Planung hängen. Mache die Schritte, die nötig sind! Wenn man das macht, wird man erleben, dass dabei tatsächlich etwas Wertvolles entsteht!

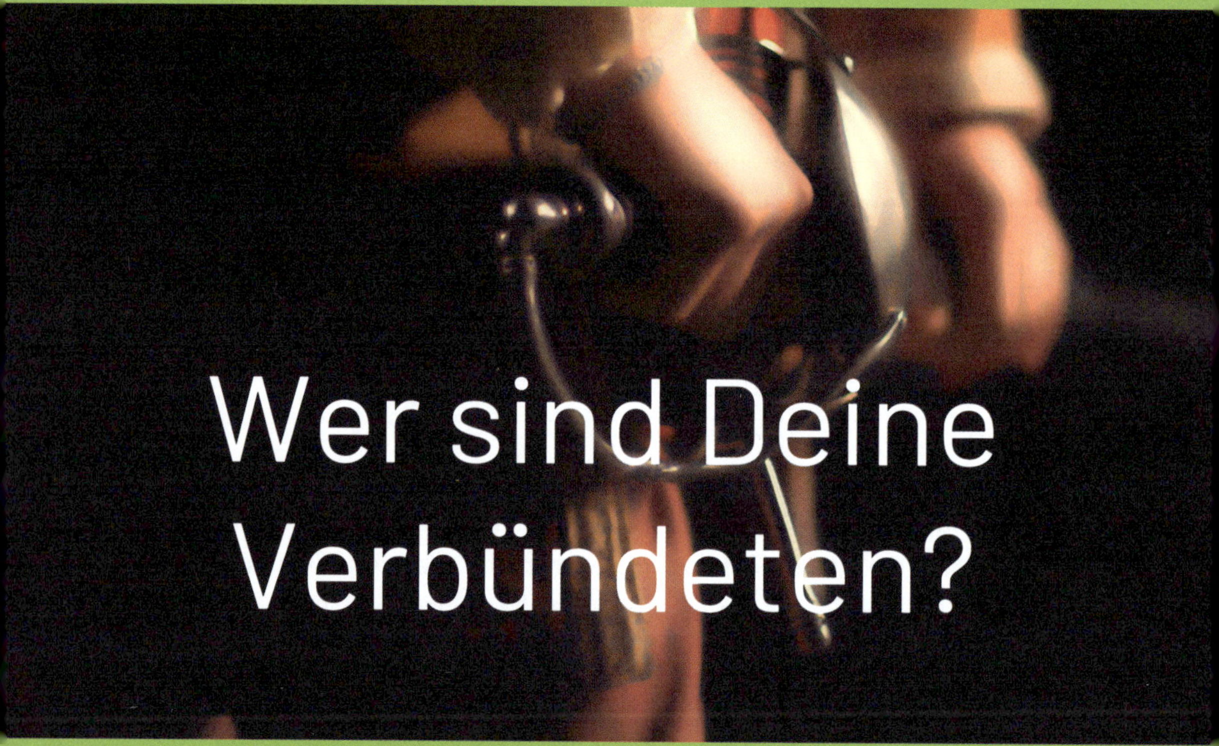
Wer sind Deine
Verbündeten?

WER SIND DEINE VERBÜNDETEN?

Wenn man nun alles hat - ein klares Was, ein Warum und ein Wie -, klappt es dann garantiert? Nein! Leider nein! Nicht immer! Es fehlt etwas ganz Entscheidendes: »Wer sind Deine Verbündeten?« Wir sind häufig nicht diszipliniert genug. Wir sind häufig nicht stark genug. Wir brauchen Menschen an unserer Seite, die uns kontrollieren und begleiten. Das wissen wir aus der Forschung. Das ist der sogenannte Hawthorne-Effekt. Der Hawthorne-Effekt geht zurück auf eine Untersuchung in Hawthorne. Dieses Wort mit seinem englischen »th« ist so schwer auszusprechen. Warum heißt das nicht der Wuppertal-Effekt?

In Hawthorne hat man für General Electric eine Untersuchung gemacht und überprüft, unter welchen Arbeitsbedingungen Menschen besonders gute Leistungen erbringen. Für diese Untersuchung wurden in einer großen Werkhalle unterschiedliche Arbeitsbedingungen erschaffen. Das Forscherteam hat dann überprüft, unter welchen Lichteinflüssen, Temperaturen, Lautstärken und anderen Bedingungen arbeiten Menschen besonders gut. Dabei wurde eine überraschende Entdeckung gemacht: Über die Arbeitsleistung entscheidet nicht das jeweilige Setting, sondern, ob jemand den Arbeitsprozess beobachtet. Wenn jemand da ist, es begleitet und hinschaut, dann macht dies einen Unterschied. Wer guckt bei dir hin? Wenn du dir was vorgenommen hast, ist es wichtig, dass du einen Verbündeten hast, der dich dabei unterstützt. Als ich am Boden lag, hatte ich auch einen solchen Verbündeten. Ich hatte mir überlegt, wer mich kontrollieren kann. Mir war bewusst, dass ich mich nicht immer auf mich selbst verlassen kann. Ich wusste, dass meine

Disziplin nicht immer ausreicht. Ich war zwar selbstverliebt, aber auch selbstkritisch. Das hat in dem Moment sehr geholfen. Ich habe mir dann jemanden gesucht, der mich kontrollieren sollte, und mich für meinen Schwiegervater entschieden! Das war eine super Idee. Es ging ja auch um seine Kohle. Da habe ich gesagt: »Udo, guck hin, ob ich das, was ich mir vorgenommen habe, auch wirklich mache. Erinnere mich daran, hake wirklich nach.« Und das hat er gemacht, mit großer Freude. Aber er hat gesagt »Rolf«, er war ein erfahrener Geschäftsführer eines Unternehmens gewesen. Und er hat gesagt: »Rolf, eines ist ganz klar, Kontrolle ohne Konsequenzen hat keinen Einfluss auf Verhalten.« Ich sagte zu ihm: »Udo, wer ist denn hier der Psychologe?« *(Lachen)*

Kontrolle & Konsequenzen

Nimm den Gedanken mit: Kontrolle ohne Konsequenzen hat keinen Einfluss auf das Verhalten. Da kommen wir zu einem Wort, das keiner gerne mag, zu dem Wort Kontrolle. Kontrolle ist so sexy wie Sparen. Das mögen wir nicht. Aber wenn keiner hinguckt, wenn keine Kontrolle da ist, funktioniert es nicht. Kontrolle ist wichtig, aber Konsequenzen sind es auch. Deshalb habe ich meinen Schwiegervater gefragt: »Was meinst du damit?« »Es gibt ein kleines Problem. Wenn Du nicht das machst, was du dir vornimmst, und ich erinnere dich aber daran, sagst Du hinterher: Ist mir doch wurscht Deshalb machen wir einen Deal. Wenn du dreimal nicht das machst, was du dir vorgenommen hast, muss es Konsequenzen haben.« Da war ich ganz gespannt: »Was stellst du dir vor?« Darauf mein Schwiegervater: »Ganz klar, wenn du nicht das machst, was du dir vorgenommen hast, dann musst du mir eine Saison lang bei meiner Gartenarbeit helfen.« Und er hat einen großen Garten.

Ich kann euch sagen, es gibt zwei Dinge, auf die ich nicht so richtig Bock habe: Gartenarbeit und viel Zeit mit meinem Schwiegervater. Es gab Momente, da stand ich mit dem Rücken zur Wand. Da ging es um existenzielle Entscheidungen und Dinge, die ich zu tun hatte. Ich habe bestimmte, wichtige Dinge getan, nicht, weil ich schlau war, nicht, weil ich weit geblickt habe, nicht, weil ich motiviert war. Ich habe Dinge getan, weil ich keinen Bock auf Gartenarbeit hatte! *(Lachen)*

Völliger Wahnsinn. Wir alle ticken so! Direkte Konsequenzen sind so wichtig. Das heißt, wenn du dir etwas vornimmst, muss es eine Konsequenz haben. Es gibt mittlerweile einen Wecker, der hilft einem beim Aufstehen. Man muss den Wecker weiter weg hinstellen. Zur entsprechenden Zeit fängt er an zu piepen. Dieser Wecker ist so radikal. Wenn du nicht innerhalb von 20 Sekunden aufstehst und ihn ausmachst, fängt de an, von deinem Konto Geld zu überweisen. *(Lachen)* Und jetzt warte, zu Organisationen, auf die du keinen Bock hast. Das heißt, heute hier in Stuttgart müsst ihr euch vorstellen, bei einem echten VfB-Fan fängt dann dieser Wecker an, dem FC Bayern z Geld u überweisen. Wenn du das in Dortmund und mit Schalke erzählst, dann brennt die Hütte. *(Applaus)*

Wir brauchen diesen kleinen Kontrolleur. Wir brauchen Konsequenzen, damit wir dranbleiben. Es muss Konsequenzen haben. Und eine Konsequenz, die muss es auch geben: »Feiere das, was du schaffst. Feiere deine Erfolge!« Ehrungen wie hier bei LifePlus sind so wichtig. Lasst euch das nie nehmen. Ehrungen sind wichtig. Sie zahlen direkt auf unseren Selbstwert, unser Selbstbewusstsein und die Selbstwirksamkeitsüberzeugung ein.

Deine persönliche »Hall of Fame«

Viele von uns haben leider ein viel zu geringes Selbstbewusstsein oder sogar einen sehr niedrigen Selbstwert. Ohne Selbstvertrauen fehlt uns der Mut zu großen Taten. Statt einer inneren »Hall of Fame« leiden viele bewusst oder unbewusst unter ihrer persönlichen »Hall of Shame«. Wir tragen ein inneres Schämen durch die Zeit und erfreuen uns nicht an den Erfolgen unserer persönlichen »Hall of Fame«. In der Psychologie wissen wir, dass Scham Heilung und Wachstum verhindert. Doch leider erinnern wir uns permanent an Dinge, die uns in unserem Leben nicht geglückt sind. Wir vergessen aber häufig das, was wir Großartiges geleistet haben. Und wenn wir es nicht verankern, was wir schaffen, wenn wir es nicht verankern, haben wir nicht die nötige Selbstwirksamkeitsüberzeugung, die es braucht, um mutige Dinge zu machen oder auch nach Rückschlägen wieder aufzustehen und weiterzumachen. Erst dann, wenn du weißt, dass du dich auf dich selbst verlassen kannst, weil du Erfolge innerlich verankert hast, können weitere Meilensteine entstehen. Deshalb ist es so wichtig, dranzubleiben und persönliche Erfolge zu feiern.

Ich kenne das auch von mir selbst. Wenn ich früher Veranstaltungen gemacht habe und in der zweiten, dritten Reihe saß irgendein Stinkstiefel, der permanent gemosert und abgewunken hat, dann konnten hinterher noch alle heftig applaudiert haben, an wen habe ich auf der Rückfahrt gedacht? An den einen Stinkstiefel. Das kennt man auch, wenn du Geschäftsvorstellungen hast. Wenn du mit Menschen darüber sprichst, was du machst, und sie reagieren nicht, an wen erinnerst du dich? Oder wenn du telefonierst und Telefonakquise machst? An was erinnerst du dich? Meistens leider an die schlechten Momente! Die Rückschläge sind das, was uns leider häufig viel zu lange emotional beschäftigt. Rückschläge zu analysieren, das ist wichtig, aber nicht dran hängen bleiben. – Deshalb feiere dich, belohne dich. Sich bei einer Diät mit einer Schwarzwälder Kirschtorte zu belohnen, ist suboptimal. Aber belohne dich, damit sich auch kleine Erfolge in deinem Selbstwert verankern können. So entwickelst du innerlich die notwendige Stärke.

Aus der Verhaltenstherapie ist dieses Phänomen ebenfalls bekannt. Wenn Menschen einen geringen Selbstwert haben, werden sie dazu angehalten, ein entsprechendes Tagebuch über ihre Erfolge zu führen und sich selbst zu notieren, was sie täglich Gutes gemacht haben. Wenn es dann mal nicht läuft, guckst du einfach mal nach, was du alles gemeistert hast. Das tut deiner Seele gut. So kommst du zu Kraft und Mut. Mit einem klaren Warum, mit einem guten Plan und den richtigen Verbündeten an deiner Seite wird es funktionieren! So kannst du dein volles Potenzial entfalten und du wirst über dich hinauswachsen.

Psychologisches Experiment

Wie gut es funktionieren kann, wenn man klar weiß, was man will, möchte ich euch in einem kleinen Spiel zeigen. Hier live auf der Bühne. Und dazu komme ich mal runter zu euch. Ich brauche dazu von euch persönliche Gegenstände. Also irgendetwas, was für euch eine Bedeutung hat. Ihr bekommt die Sachen hinterher wieder. Keine Panik, so schlimm sind die Schulden nicht mehr, alles ist abgezahlt. Also es passt schon. Ich komme mal runter und sammle tatsächlich ein paar Sachen ein. Wer mir was gibt, muss auch nicht nach vorne auf die Bühne. Alle anderen sollten Panik kriegen. Irgendwas Persönliches.

Sehr schön, ein Schweizer Offiziersmesser. (Anm.: Rolf bekommt von einem Zuschauer ein Messer gereicht. Weitere Zuschauer reichen ihm Gegenstände.) So was haben wir hier? Was ist das? Ein Armband. Noch eine Spende, eine Uhr, sehr schön. Ein Asthmaspray.

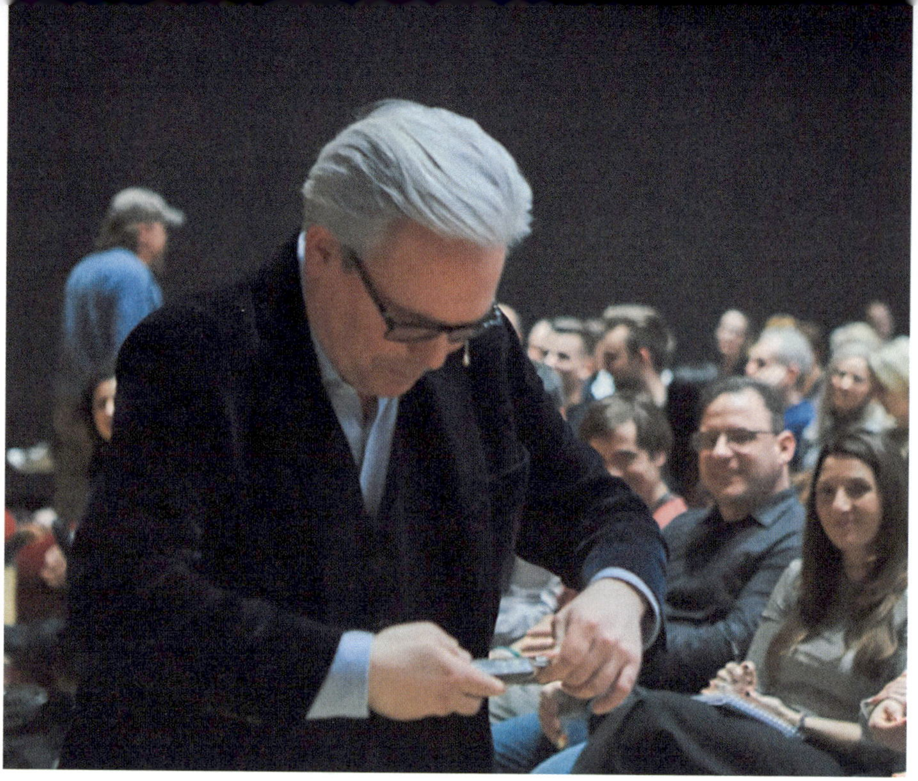

Von ganz hinten kommen die Menschen gelaufen. Jetzt bin ich gespannt. Der Ehering, ratzfatz vom Finger, ja super. Applaus, was weg ist, ist weg. Ein Spiegel. Ja, das reicht eigentlich schon an persönlichen Gegenständen. Haben wir schon genug zusammen.

(Anm.: Rolf spricht direkt einen Zuschauer an.) Wie heißen sie mit Vornamen? Bernd. Haben wir beide vorher irgendwas abgesprochen? (Bernd: Nein.) Komm einmal mit auf die Bühne, du kriegst hinterher ein Wahnsinnsgeschenk. Ein Applaus für Bernd. *(Applaus)*(Anm.: Der Zuschauer geht mit Rolf auf die Bühne.) Bernd, du freust dich, wie ich sehe. Es ist unendliche Freude, dass du hier nach vorne kommen darfst. So, die Bühne ist hier wirklich weit und lang. Jetzt zählen wir mal durch. Wie viele Gegenstände haben wir? Das sind sechs Stück. Bernd, ich hole mal kurz ein Mikro von der anderen Seite der Bühne. Ich will natürlich auch wissen, wer du bist. Dich ein bisschen kennenlernen. Bernd, bist du zufällig hier? Wurdest du hier hingeschleppt? Warum bist du heute hier?

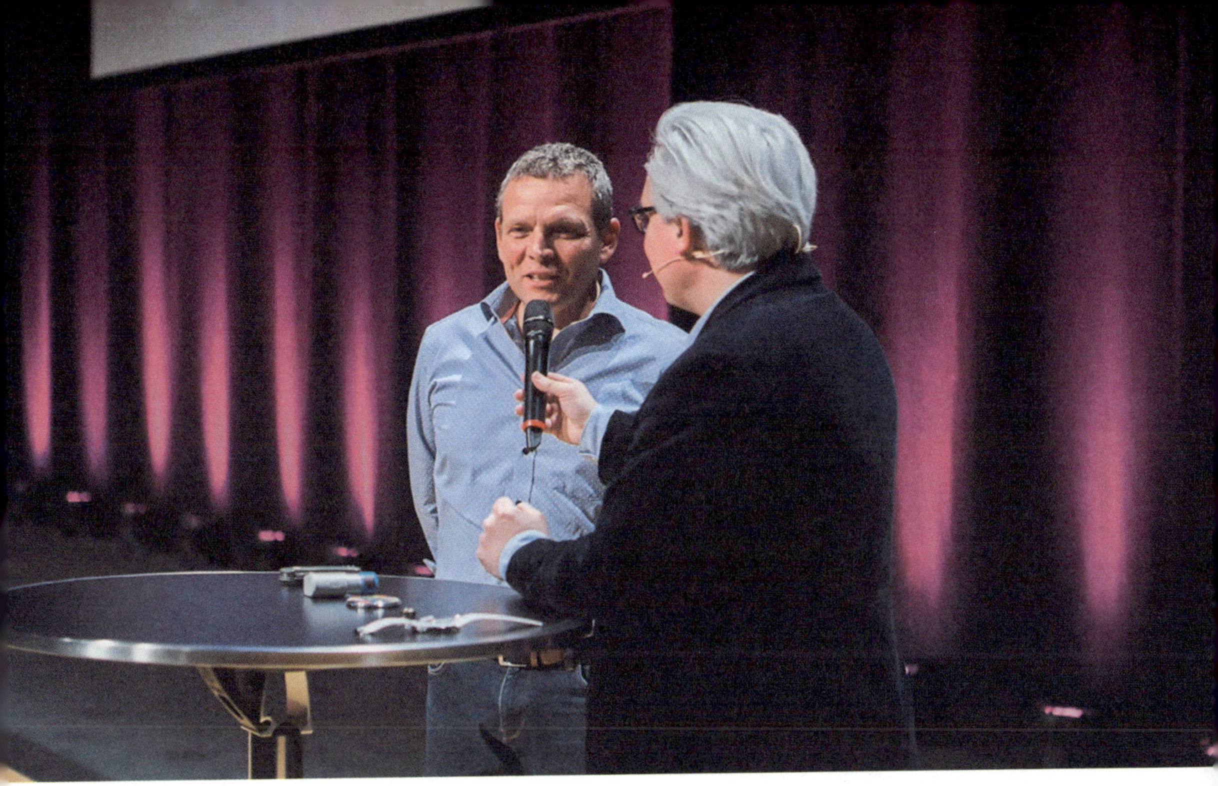

Bernd: Ich bin nicht zufällig hier und auch nicht hingeschleppt worden, sondern die Annette, die Moderatorin, ist meine Schwägerin.

Rolf: Ah, okay. Aber bitte noch mal bestätigen, wir beide haben nichts abgesprochen. Du wusstest vorher nichts. Ich wusste auch nicht, wer du bist. Deine Aufgabe ist gleich, diese sechs Gegenstände, die mir vom Publikum fast entgegengeworfen wurden, in eine x-beliebige Reihenfolge zu bringen. Aber bevor du das machst, muss ich dich einmal persönlich kennenlernen. Ich nenne dir dafür fünf Motive, warum Menschen ins Handeln kommen. Und du entscheidest dich erst mal im Kopf für eines. Das erste Motiv: Menschen machen etwas, weil es ihnen Spaß macht. Das zweite ist: Viele Menschen machen etwas, weil es Geld bringt, was auch völlig in Ordnung ist, Belohnung muss sein. Andere Menschen tun Dinge, damit sie reisen können. Das erste Motiv ist also Spaß, das zweite Wort ist Geld, das dritte ist Reisen. Letztens hat jemand reingerufen: »Und ich mache es für Handtaschen.« Ist auch in Ordnung.

Das heißt, der vierte Begriff wäre Handtaschen. Und der fünfte und das muss man sagen, aus freudianischer Sicht ist es tatsächlich so, ist bei manchen Menschen tatsächlich Sex. Also Bernd, du darfst dich gleich für einen der Begriffe entscheiden. Entscheide schon mal mental: Spaß, Geld, Reisen, Handtaschen oder Sex. Hast du dich für einen Begriff entschieden?

Bernd: Ja!

Rolf: Danke! Deine Aufgabe ist gleich, diese sechs Gegenstände in eine x-beliebige neue Reihenfolge zu bringen. Verrate mir aber vorher einmal, damit ich dich ein bisschen einschätzen kann, für welchen Begriff du dich entschieden hast. Ich bekomme dadurch einen kleinen Einblick, wie du so tickst.

Bernd: Reisen!

Rolf: Reisen? Gute Wahl! Du hättest aber auch jeden anderen Begriff nennen können. Deine Aufgabe ist es nun, diese sechs Gegenstände, von denen ich vorher nicht wissen konnte, welche kommen, in eine x-beliebige neue Reihenfolge zu bringen. Mach einfach Bernd! Ich habe vorher eh schon aufgeschrieben, wie es enden wird.

(Anm.: Rolf zeigt ein gefaltetes Stück Papier, das er gut sichtbar auf der Bühne ablegt.) Ich habe hier eine Vorhersage notiert. Mal gucken, ob ich dein Verhalten tatsächlich vorhersagen kann. Bernd, deine Aufgabe ist, diese Gegenstände in eine x-beliebige neue Reihenfolge zu bringen. Ich wusste vorher nicht, welche Gegenstände kommen. Ich wusste vorher nicht, welcher Teilnehmer kommen wird. Und Bernd wusste es selbst auch nicht. Liegen die alle wieder auf gleicher Höhe? (Anm.: Rolf steht mit dem Rücken zu Bernd, der die Gegenstände in eine neue Reihenfolge bringt.)

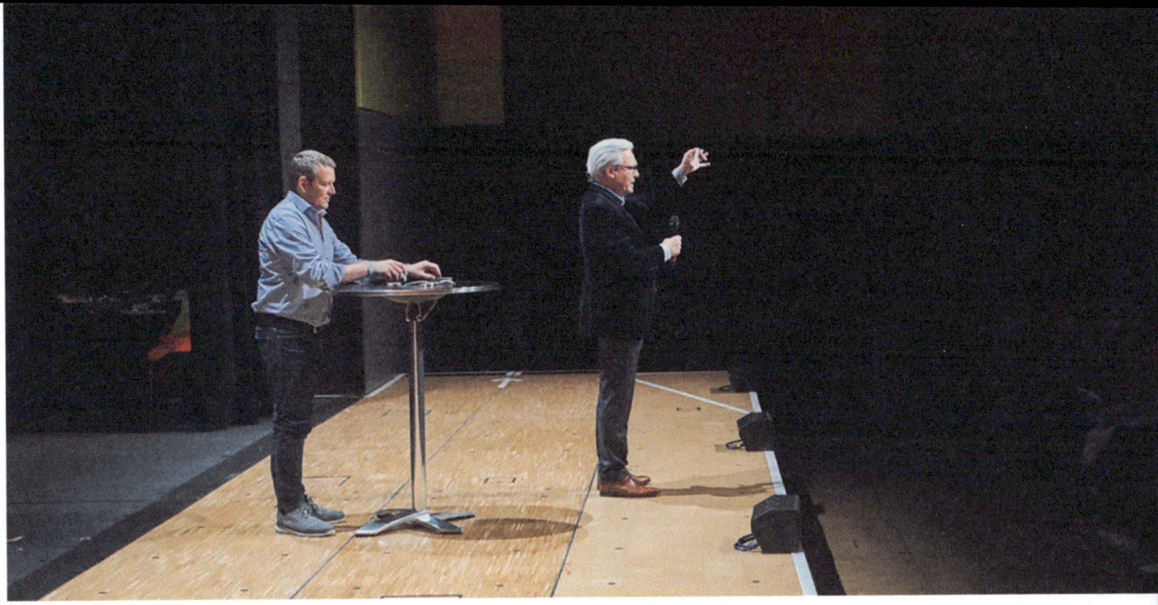

Bernd: Ja!

Rolf: Bernd, du machst wirklich toll mit und du lässt dich echt nicht beeinflussen. Als Dankeschön dafür, dass du hier mitmachst, schenke ich dir ein persönliches oder telefonisches Coaching mit mir. Ich wertschätze dich und deine Unterstützung hier auf der Bühne wirklich. Danke, dass du mitmachst. *(Applaus)*.

Rolf: Ich bitte dich, dass du von diesen sechs Gegenständen völlig intuitiv und frei gewählt zwei Gegenstände nach vorne schiebst. Tu es jetzt. Nimm die hoch, dass auch jeder sehen kann, was du rausgeschoben hast. Halte sie schön hoch. (Anm.: Bernd hält eine Uhr und einen kleinen Spiegel hoch.) Du hättest auch das Asthmaspray nehmen können, das Schweizer Offiziersmesser, den Ring oder aber die Kette. Du hast dich aber für Uhr und Spiegel entschieden. Nimm die beiden Gegenstände hinter deinen Rücken, tausche sie so lange hin und her, bis du selbst nicht mehr weißt, was in welcher Hand ist. *(Lachen)* Bernd, ich bitte dich, entscheide dich völlig frei und reiche mir einen der beiden Gegenstände. Es war deine völlig freie Wahl, mir diese Uhr zu geben. Richtig?

Bernd: Ja!

Rolf: Du hättest mir auch den kleinen Spiegel geben können. Ich fasse nochmal zusammen. Wir hatten sechs Gegenstände. Einen Spiegel, einen Ring, eine Kette, ein Messer, ein Asthmaspray und eine Uhr. Du hast diese Gegenstände in eine x-beliebige Reihenfolge gebracht. Hast dir von diesen sechs Gegenständen zwei ausgesucht und einen davon mir gegeben, diese Uhr. Welchen Begriff hattest du vorhin gesagt?

Bernd: Reisen!

Rolf: Reisen war dein Wort. Von Beginn an, bevor du auf die Bühne kamst, habe ich etwas notiert. Ich wusste nicht, welche Gegenstände kommen. Ich wusste nicht, was du sagen wirst. Trotzdem habe ich vorher etwas aufgeschrieben: Reisen und Uhr. *(Applaus)* (Anm.: Rolf faltet das Vorhersagepapier auseinander, auf dem in großen Lettern zwei Wörter notiert sind: Reisen & Uhr.) Wie funktioniert das? Ich werde es euch verraten. Weil, wir machen das Ganze nochmal. Deine Aufgabe ist erneut, diese sechs Gegenstände in drei Gruppen à zwei Objekte zu verteilen. Tu es jetzt. Lege deine rechte Hand auf irgendeine der Gruppen. Tu es jetzt. Und die linke Hand auf eine der anderen Gruppen. Und schiebe diese vier Gegenstände aus dem Spiel. So bleiben zwei Gegenstände über. Nimm diese beiden Gegenstände hinter deinen Rücken. Und tausche sie so lange hin und her, wie du willst. Und Bernd, reiche mir einen der beiden Gegenstände. Es ist deine völlig freie Wahl gewesen, einen Gegenstand für dich zu behalten (!), Bernd. Ist das richtig? (Lautes Lachen im Publikum) Zeige uns zum ersten Mal, für welchen Gegenstand du dich entschieden hast. (Anm.: Bernd zeigt die Uhr.) Oh, schon wieder. Was lernen wir daraus? Ganz einfach, wenn du weißt, was du willst, kannst du durch Sprache die Realität erschaffen, die deiner Vision entspricht. Egal, wie sich Bernd verhält, deute ich sein Verhalten immer so, dass es zum entsprechenden Ergebnis führt. Ein ganz herzliches Dankeschön an dich, Bernd. Nimm noch mal Platz. Den Gutschein bekommst du hinterher. *(Applaus)* Die Gegenstände gibt es gleich wieder.

Ich will aber noch das Kunststück und das, was wir im ersten Teil gelernt haben, zusammenfassen. Im ersten Teil ging es darum, dass wir tatsächlich gut für uns selbst sorgen. Dass wir gut auf uns achtgeben und wohlwollend mit uns selbst sind. Denn nur, wer wirklich gut zu sich selbst ist, kann auch gut zu anderen sein. Wertschätzung beginnt immer bei sich selbst. Dann haben wir uns angeschaut, mit welchem Konzept psychologischer Natur wir es schaffen, uns so zu steuern, dass wir die Ergebnisse erzielen, die wir erzielen wollen. Und bei dem kleinen Spiel habe ich gerade gezeigt, wie man sich durch Sprache Realität gestalten kann. Aber woher wusste ich denn auch, dass Bernd sich für den Begriff »Reisen« entscheiden wird. Wie geht das? Ich verrate auch das. Das ist ein weiteres Phänomen, das ich wirklich jedem empfehlen kann. Wenn man wirklich außergewöhnliche Leistungen erreichen will, beginnt immer alles mit einer Sache, die die meisten unterschätzen und mit Füßen treten, nämlich mit Vorbereitung. Bernd hat sich für Reisen entschieden. (Anm.: Während Rolf spricht, zieht er vier weitere Vorhersagezettel aus seiner Jacke, die er lächelnd auf den Tisch wirft.) Hätte er aber Spaß gesagt, hätte ich eine Idee gehabt. Und auch auf Geld, Handtaschen und Sex wäre ich vorbereitet gewesen. Für jede Entscheidung gibt es den passenden Zettel! Vielen Dank. Wir sehen uns gleich wieder. *(Lachen & Applaus)*

ENDE TEIL 1

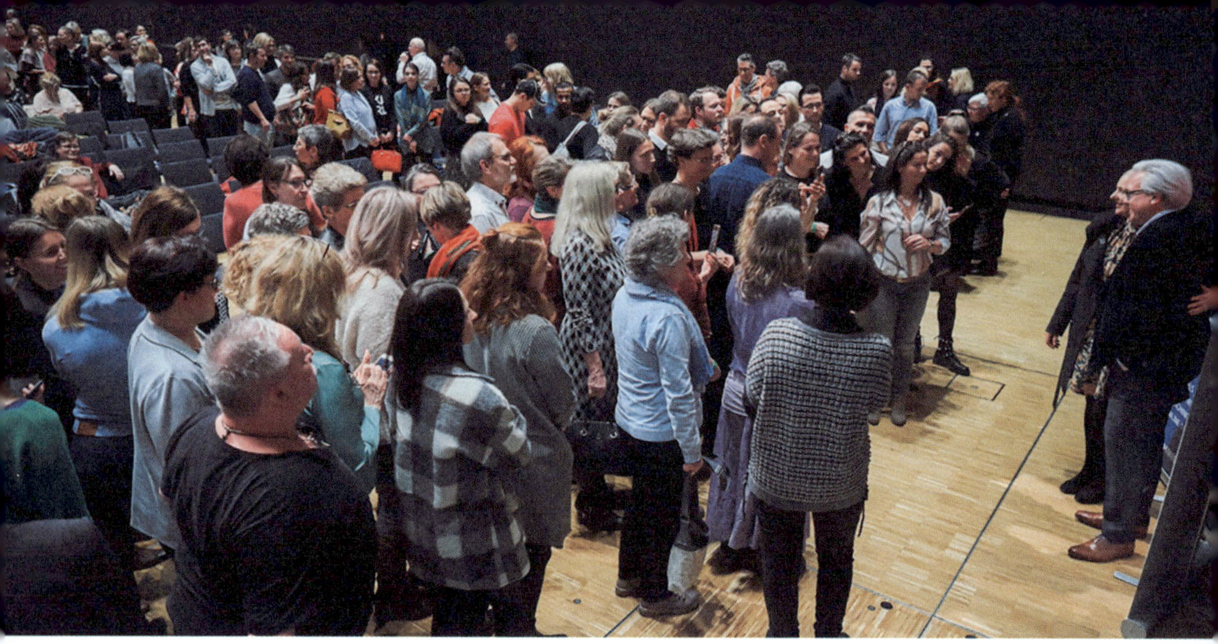

TEIL 2

Willkommen zurück!

Schön, dass ihr wieder da seid. Nun geht es weiter mit dem zweiten Teil. Ich muss mich aber erst mal bei all denen entschuldigen, die ganz lange lieb in der Reihe standen und auf ihr Foto mit mir gewartet haben. Als ihr dann endlich dran wart, musste ich los, weil ich von der Technik wieder verkabelt werden musste und ihr habt kein Foto bekommen. Sorry! Ich fühle mich bei euch so wohl und das ist kein Spruch, sondern wirklich von ganzem Herzen ernst gemeint. Selbstverständlich werde ich nicht wie ein Hollywood-Star nach meinem Vortrag direkt abhauen, sondern ich nehme mir natürlich auch nach dem Vortrag für die, die gerade wollten, und es nicht mehr durften, noch Zeit und stehe natürlich auch da noch mal für Fotos zur Verfügung. Aber bitte erspart mir dann einen Satz: »Ey Du bist ja echt so weich.« *(Lachen)* Ich weiß nicht, wie oft ich den Spruch gerade gehört habe. Meine Lieblingsszene war, als eine größere Gruppe sich um mich herum aufbaute und sagte: »Wer hat denn die Kamera?« Die standen und warteten auf das Foto und alle hatten die Kameras noch in der Hosentasche.

Gut, ich möchte den ersten Teil noch einmal kurz Revue passieren lassen und zwar auf eine etwas andere Art: Mit einer Spielkarte aus dem Senioren-Bridge. Könnt ihr alle das Karo-Ass sehen? (Anm.: Rolf zeigt ein übergroßes Karo-Ass). Die Spielkarte habe ich aus meiner Kreuzfahrtzeit mitgebracht. Ihr erlebt jetzt ein kleines Wahrnehmungsexperiment und ich bin wirklich immer wieder fasziniert, dass es tatsächlich funktioniert. Einfach hinschauen, ich mache nichts Verrücktes, aber verblüffend ist es schon.

(Anm.: Rolf zeigt passend zu seinem Vortrag immer wieder die Vorder- und Rückseite der großen Spielkarte vor. Dabei erscheinen auf magische Weise unterschiedliche Werte auf der Karte). Hier auf der einen Seite ist das Karo-Ass, auf der anderen Seite die Karo-4, hier die Karo-3 und da die Karo-6. Jetzt denkt ihr: »Das kann gar nicht sein, da war gerade noch das Karo-Ass.« Wie funktioniert das? Das ist keine Zauberei, sondern Wahrnehmungspsychologie. Das kann jeder, der eine Karte umdrehen kann. Man muss nur die richtigen Flächen zum richtigen Zeitpunkt zuhalten. Denn hier ist weder ein Ass noch eine 3, sondern eine 2. In diesem Moment entsteht also vor unserem Auge ein bestimmtes Bild, das wir brauchen, um etwas konstruieren zu können, was wir dann für die Wirklichkeit halten. Deshalb ist hier auch keine 4 und auch keine 6, sondern eine 5. Wir erschaffen unsere Realität, indem wir Dinge anhand unserer Vorstellungen bewerten. Und wenn du von deiner Vision wirklich überzeugt bist, dann kannst du erleben, dass manchmal mehr drin ist, als du vorher gedacht hast. Denn da ist eine 3 und da ist eine 6. Und wenn du stets ein Ass sein willst, achte auf deine Wahrnehmung. Schön, dass ihr wieder da seid. *(Applaus)*

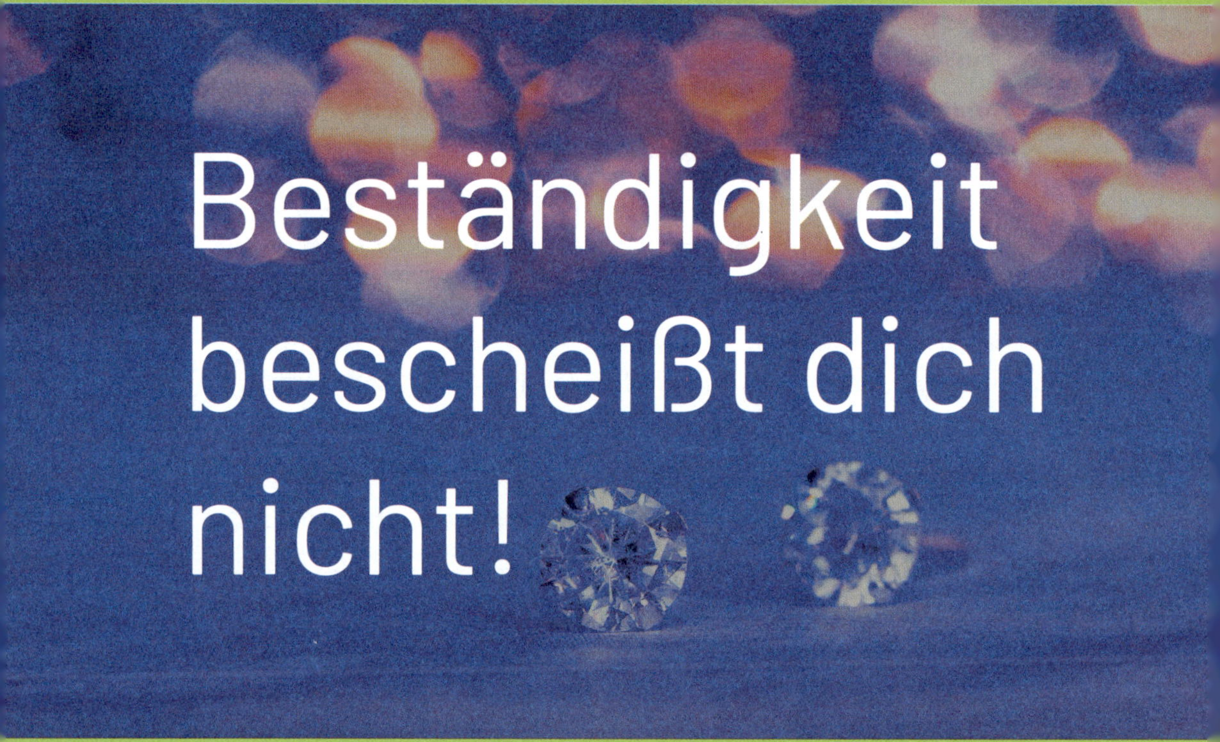
Beständigkeit
bescheißt dich
nicht!

BESTÄNDIGKEIT BESCHEISST DICH NICHT!

So, im zweiten Teil müssen wir noch ein, zwei Dinge aus dem ersten Teil abarbeiten, weil ich mich so wohl gefühlt habe, habe ich mich dann zu Geschichten hinreißen lassen und ich habe mich verquatscht. Denn es gibt einen Aspekt, der mir wirklich am Herzen liegt. Dieses »Einfach machen!« ist extrem wichtig, gar keine Frage. Das Wichtigste dabei ist aber nicht, dass man mit irgendetwas anfängt, denn es wird im Leben nicht der Beginn belohnt, sondern das Dranbleiben. Zu diesem Thema hat ein von mir sehr geschätzter deutscher Schauspieler letztens in der NDR-Talkshow einen großartigen Satz über seine Karriere gesagt. Und ich glaube, dieser Satz passt auf jede Karriere. Das Zitat von Ben Becker zaubere ich jetzt einmal hier auf die Leinwand: »Beständigkeit bescheißt Dich nicht.« Ich finde dieser Satz ist etwas derb, doch wer Ben Becker kennt, weiß, dass er tatsächlich so etwas gerne sagt. In diesem Satz steckt eine Wahrheit, die nicht zu unterschätzen ist. Die meisten von uns fangen immer mit etwas an und hören viel zu schnell auf. Wir beginnen etwas und geben zu schnell auf. Kleine Rückschläge werfen uns dann aus der Bahn, doch sie gehören einfach dazu. Rückschläge sind häufig ein Zeichen dafür, dass man auf dem richtigen Weg ist, aber noch einiges dazulernen muss.

Im Leben gibt es diese Lernkurven. Immer, wenn wir mit etwas Neuem beginnen und eine neue Methode anwenden oder mit einer neuen Sache starten, haben wir bei uns im Kopf diese Idee von »Bäm«, es geht sofort Vollgas los und wir erobern die Welt. Wenn wir mit etwas Neuem anfangen, gibt es immer diesen Knick kurz nach unten. Das sind unvermeidliche Rückschläge. Das ist eine Lernkurve. Wenn wir in dem Moment, wo es nach unten geht, sagen: »Das funktioniert eh nicht« und aussteigen, werden wir nie das nächste Level erreichen. Das heißt, beim Dranbleiben entscheidet es sich, ob du dein Potenzial tatsächlich lebendig nutzen kannst.

Manchmal besteht die Gefahr, dass wir ein totes Pferd reiten. Was bedeutet das? Es gibt manchmal Ideen, die sich gut anhören, aber die vom Konzept her gar nicht funktionieren können. Woran erkennt man, ob eine Idee ein totes Pferd oder eine echte Chance ist? Wenn es genügend andere Menschen gibt, die dir ähnlich sind, die es mit dieser Methode bereits geschafft haben, dann ist es kein totes Pferd, sondern eine echte Chance. Ich halte dies für einen guten Lackmus-Test: Gibt es Menschen, die ein ähnliches Alter, ähnliche Vorkenntnisse oder ein vergleichbares Startkapital hatten und nachweisen können, dass es funktioniert hat, dann ist es definitiv kein totes Pferd. Wenn es aber einfach keinen gibt, der das schon einmal hinbekommen hat, dann wäre ich sehr vorsichtig. Und dann sollte man auch nicht für ein totes Pferd einen neuen Sattel kaufen. Es wird nichts bringen. Man sollte dann tatsächlich sagen: »Ich steige ab und versuche etwas Neues und bleibe da aber konsequent dran.« Im konsequenten Dranbleiben entstehen wirkliche Meisterwerke des eigenen Lebens.

Dran bleiben!

Ich beschreibe das häufig mit einem Gala-Buffet. Es gibt oft Gala-Buffets bei großen Veranstaltungen. Da sitzen Menschen in einem Saal und es ist ein tolles Buffet aufgebaut, auf dem die leckersten Sachen drauf sind. Menschen reagieren auf diese Situation völlig unterschiedlich. Es gibt unter anderem die typischen Meckerer. Die sitzen an einem Tisch, an dem andere mit vollen Tellern vorbeikommen. Dann sagen die Meckerer: »Das ist gemein und ungerecht, ich hätte auch so etwas gerne.« »Dann steh auf.« »Nein, ich warte, bis der Service kommt.« »Mensch, es ist Buffet.« »Ich warte aber trotzdem, bis der Service kommt.« Das ist häufig so. Die Menschen warten und denken, es wird ihnen gebracht. Nein, man geht nicht raus und hat ein gutes Leben. Man geht raus und macht sich ein gutes Leben. Du musst schon aufstehen. Du musst deinen Hintern selber hochkriegen. *(Applaus)*

Erfolg ist keine Weltraumwissenschaft. Man muss einfach aufstehen und die ersten Schritte machen. Das ist ganz entscheidend. Nicht meckern, nicht jammern und auch nicht vorher schon etwas schlecht reden, nur weil man zu faul ist aufzustehen. Ich erlebe das bei ganz vielen Ideen, dass Leute sie schlecht reden, weil sie selber nicht den Mut, nicht den Mumm und nicht die Bereitschaft haben, den ersten Schritt zu machen. *(Applaus)*

Die Ursache für das Verhalten der Meckerer liegt aus psychologischer Sicht in einer inneren Anspannung, die entsteht, wenn man beobachtet, dass Menschen, die einem ähnlich sind, viel mehr aus ihren Chancen machen. Um diese innere Spannung auszuhalten, müssen sie das Verhalten der Erfolgreichen mies machen. Das nennen wir in der Psychologie das Prinzip der Dissonanz. Dabei geht es darum, dass du siehst, dass jemand etwas kann, der dir total ähnlich ist. Du machst es aber nicht. Dann hast du nur die einzige Möglichkeit, dieses innere Spannungsverhältnis auszugleichen nach der Dissonanztheorie von Festinger, indem du das andere einfach kaputt redest. »Das kann gar nicht funktionieren.« »Das ist alles ein Schneeball.« Ihr kennt das ja. Egal, was die Antwort ist. Es ist entscheidend, dass man diesen notwendigen Schritt macht: Aufstehen, machen und die Meckerei hinter sich lassen.

Wenn du dann am Buffet stehst, kannst du dir immer noch selbst ein Beinchen stellen. Die meisten Buffets beginnen in der Regel vorne mit den Vorspeisen, mit ein bisschen Brot und Butter, vielleicht ein wenig Salat. Da gibt es dann Gäste, die sich damit den Teller so voll machen, dass nichts anderes mehr drauf passt. Am Tisch angekommen beschweren sie sich auch wieder: »Die anderen haben aber Filet und Hummer. Ich habe nur Brot und Salat.« Bleib dran, einfach in der Schlange dranbleiben. »Die Peitsche knallt am Ende«, sagt man beim Pokern und in der SM-Szene. *(Lachen)*

Die Peitsche knallt am Ende. Das ist tatsächlich eine bekannte Weisheit. Das heißt, du musst dranbleiben bis zum Schluss. Da sind die richtig tollen Sachen, bei einem Gala-Buffet gibt es am Ende die richtig leckeren Speisen bis hin zu den Süßigkeiten. Bleib dran bis zum Schluss! Und dann wirst du wirklich in einer Menge und in einer Fülle belohnt, die man teilweise dann gar nicht glauben kann.

Perfektion verhindert Duplikation!

Wenn du gerade auf dieser Reise bist und andere beobachtest, dann suche dir einfach jemanden aus, der dir wirklich ähnlich ist. Mein Tipp für alle, die bereits Führungskräfte sind: »Versuche nicht, perfekt zu sein. Perfektion verhindert Duplikation.« Als ich mir in der Vorbereitung zu dieser Vortragsreihe Menschen angeguckt habe, die im Network Erfolg haben, konnte ich eine überraschende Entdeckung machen. Im Network gibt es andere Erfolgsregeln. Hier sind es nicht die maximalen Charismatiker, es sind nicht die Eloquentesten, sondern es sind meistens die, die mit maximal viel Herz, einer guten inneren Haltung, einem echten Sendungsbewusstsein und einer wirklichen Überzeugung draußen unterwegs sind, das sind die, die punkten. Sie punkten deshalb, weil sie nicht perfekt sind. Sie punkten, weil sie in ihren Teams und in ihrem Umfeld die Stimmung schaffen: »Wenn die das kann, dann kann ich das auch!«. Deshalb versuche nicht, perfekt zu sein. Perfektion verhindert Duplikation. Deshalb ist es so wichtig, dass du einfach du sein darfst. Das ist das Tolle im Network. Du musst nicht aussehen wie ein Mannequin, ein Dressman oder sonst was. Du musst nicht die tollsten Verkaufstechniken draufhaben und sonst was. Du musst einfach du sein und aus deiner Überzeugung heraus dein Ding machen. Dranbleiben! »Beständigkeit bescheißt dich nicht.« Einfach, aber wahr.

Ich würde mich einfach freuen, wenn ihr diesen Gedanken mit auf die Reise nehmt, weil das wirklich im Leben einen maximalen Unterschied ausmacht, dass wir nicht nur immer Dinge beginnen, sondern wirklich konsequent dranbleiben. Die wirklich heißen Eisen, die den Unterschied zwischen Erfolg und Misserfolg ausmachen, die aber oft niemand hören möchten, heiße: Kontrolle, Konsequenz und Kontinuität. Diese drei ›Ks‹ machen den Unterschied aus!

Kontrolle, Konsequenz & Kontinuität

Was glaubt ihr, warum haben Spitzensportler Coaches? Warum hat ein Weltklasse-Tennisspieler immer noch einen Coach? Weil er jemanden braucht, der genau hinguckt. Warum haben erfolgreiche Stars, irgendwelche Hollywood-Helden Personal Coaches? Manche von denen haben sogar einen Coach fürs Joggen. Ich sehe das manchmal in Frankfurt. Da sehe ich bekannte Bankenvorstände am Rhein entlang joggen, aber nicht allein, sondern mit einem Personal Coach. Warum haben die einen Personal Coach? Sind die zu doof, den Weg zurückzufinden? *(Lachen)* Nein. Bei Politikern wäre ich mir nicht sicher. *(Lachen)* Kontrolle, Konsequenz und Kontinuität, dafür werden Coaches benötigt!

Warum sind Lerngruppen so viel erfolgreicher? Ist das Schwarmintelligenz? Nein, das ist die Tatsache, dass man sich gegenseitig immer wieder aufs Neue motivieren kann. Wenn einer einmal keinen Bock hat, sagen alle anderen: »Komm, mach weiter mit.« Das ist entscheidend. Deshalb brauchen wir auch Teams, auch Teams im Network, in denen der eine sagt: »Mensch, warum machst du nichts? Lass uns doch gemeinsam noch stärker werden, noch erfolgreicher werden.« Diese Kontrolle, gegenseitig wertschätzend hingucken, das hilft uns weiter und übrigens in jedem System. Wertschätzung besteht nicht nur darin, Dinge zu loben und anzuerkennen. Da werden wir gleich noch darauf eingehen. Es geht auch darum, auch den Mut zu haben, Dinge anzusprechen, die nicht umgesetzt werden. Ich empfehle das in jeder Situation. Wenn du enttäuscht wirst und es passiert nicht das, was du dir wünschst und was vorher sogar gemeinsam vereinbart wurde, dann sprich es an. Sprich es an!

Ich habe das vor Jahren in einem Unternehmen erlebt, da gab es einen Top-Performer, einen hervorragenden Vertriebler, der für alle völlig überraschend seine Umsätze in den Keller fuhr. In einer Besprechung mit seinen Vorgesetzten habe ich gefragt: »Was ist denn mit dem los?« Die sagten: »Ja, der war immer super. Der fängt sich wieder.« Und ein paar Wochen später habe ich gesehen, die Zahlen wurden sogar noch schlechter. Ich hakte noch einmal nach: »Was ist denn da los?« »Wahrscheinlich persönliche Probleme.« Ich bin zu diesem Mitarbeiter gegangen und in meiner kindlichen Neugierde habe ich ihn gefragt: »Hey, was ist denn los? Warum läuft es nicht mehr« Und er sagte: »Schön, dass Sie fragen.« »Wieso schön, dass Sie fragen?« »Ganz einfach! Es fragt mich sonst niemand. Ich war früher überdurchschnittlich erfolgreich. Und dann haben wir neue Führungskräfte bekommen, einen Change-Prozess durchlebt, und ich habe plötzlich andere, die für mich verantwortlich sind. Doch von denen interessiert sich keiner mehr für mich. Es fragt keiner nach. Es fragt niemand an. Nix! Da habe ich mir gedacht: Mach einmal ein bisschen weniger. Das wird schon einem auffallen, dass das nicht mehr so kommt. Bis jetzt kam aber keiner. Habe ich noch weniger gemacht. Und noch weniger. Und endlich fragt mal einer.«

Feedback & Kritik

Ganz häufig ist es so, dass auffälliges Verhalten ein Schrei nach Aufmerksamkeit ist. Ob bei unseren Kindern oder auch in anderen Alltagssituationen. Es ist ein Schrei nach Aufmerksamkeit, wenn Menschen ihr Verhalten in eine negative Richtung verändern. Mein Tipp für Führungskräfte ist daher: »Gucke hin, spreche es an. Wertschätzend und liebevoll.« Immer dann, wenn es um Kritikgespräche geht, kann ich nur empfehlen, bleibe auf der Sachebene, werde nicht persönlich. Das ist schwierig. Weil wir häufig dann eher die Tendenz haben, den anderen wirklich zu packen, ihn auf der persönlichen Ebene anzugreifen.

Wir leben gerne in einem harmonischen Umfeld. Aber manchmal, wenn Leute ihre Versprechen nicht einhalten, dürfen wir sie daran erinnern. Aber mache es sachlich! Ich habe letztens einen Vortrag in Rosenheim gehalten. Das war ein Kundenevent einer Bank, ein Unternehmerfrühstück. Nach der Veranstaltung kam einer der Teilnehmer auf mich zu und sagte: »Herr Schmiel, da haben Sie mir aus dem Herzen gesprochen.« »Besten Dank! Doch was meinen Sie konkret?« »Sie haben gesagt, wir sollen als Führungskräfte Fehlverhalten ansprechen und auch Kritik äußern. Selbstverständlich soll alles stets schön sachlich bleiben. Ich ziehe das durch und ich kann Ihnen sagen, es funktioniert.« Der Teilnehmer hatte so eine Art an sich, bei der ich dachte, ich frage mal besser nach. »Das ist schön, dass Sie den gleichen Gedanken mit mir teilen. Was meinen Sie denn damit? Wie machen Sie das denn?« Und da sagte er: »Ich gebe Ihnen einmal ein Beispiel. Wissen Sie, bei uns im Laden ist es so, wir hatten zwei Mitarbeiterinnen, die kamen miteinander überhaupt nicht zurecht. Darunter litten die Leistung und die ganze Stimmung. Und da habe ich mir eine der beiden zur Brust genommen, ein schönes sachliches Gespräch geführt und danach lief es wieder.« Und ich in meiner kindlichen Neugier habe noch einmal nachgefragt: »Was haben Sie denn genau gesagt?« Und dann sagte er etwas und ich werde es jetzt zitieren, was er mir da in Rosenheim erzählte. Es ist ein Zitat, das maximal unpassend ist, das maximal verletzend und sexistisch ist. Aber ich will es trotzdem erzählen, um einmal so ein bisschen in die Köpfe von Führungskräften hineinzuschauen. Dann habe ich einfach nachgefragt: »Und was haben Sie denn gesagt?« »Ganz einfach, ich habe mir eine von den beiden ins Büro geholt und habe zu der gesagt: Wenn Sie nicht aufhören, vier Wochen im Monat Ihre Tage zu haben, haben Sie bald hier keinen Platz mehr in unserem Büro.« Ich will nicht wissen, was der sagt, wenn der persönlich wird. *(Lachen)*

Jetzt lachen wir über diese Unverschämtheit und dieses unglaubliche Verhalten. Jeder von uns hat in bestimmten Situationen seines Lebens mindestens einmal genauso über das Ziel hinausgeschossen. Wir alle sind genauso wie dieser Mensch. Nur wir merken es nicht. Wir merken es nicht. *(Applaus)*

Ich selber habe es vorhin erzählt, wie wichtig Feedback in meiner Business- und Lebenskrise war. Regelmäßig stelle ich mich einem 360-Grad-Feedback. Ich mache das, um einfach einmal zu hören, was andere über mich wirklich denken. Wie es für meine Mitmenschen so ist, mit mir zusammenzuarbeiten. Bei einem 360-Grad-Feedback dürfen dann Mitarbeiter, Netzwerkkollegen und Auftraggeber mich anonymisiert beurteilen. Wenn da Unterlagen zurückkommen und ich mir die Antworten anschaue, denke ich manchmal, da müssen Fragebögen vertauscht worden sein. Was ich da über mich teilweise erfahre, hat wenig mit meinem Selbstbild zu tun. Warum ist das so? Weil wir immer nur aus uns herausgucken können. Wir laufen Gott sei Dank nicht den ganzen Tag mit dem Spiegel herum. Und wir werden auch nicht die ganze Zeit gefilmt. Aber wir denken nur aus dieser einen Richtung und merken gar nicht, wie oft wir andere Menschen verletzen. Wie oft wir über das Ziel hinausschießen. Deshalb ist es so wichtig, sich einmal Feedback geben zu lassen, in der Position, in der man sich befindet. Lass dich ruhig einmal von anderen beurteilen, wie du so deinen Job machst. Und wenn dann jemand etwas Kritisches sagt, renne nicht weg, sondern bleibe stehen. Das ist übrigens der Punkt, wenn Partnerschaften, in denen die Partner verliebt waren, ins Wanken kommen. Es liegt nicht daran, dass irgendwie der Reiz weg ist, sondern es kommt immer dann ins Wanken nach einer gewissen Phase, wenn der eine zum ersten Mal ehrlich dem anderen seine Meinung sagt. Da gibt es dann narzisstische Götter und Göttinnen, die das nicht ertragen können. Wenn es unangenehm wird, dann ist aber der Moment, zu sagen: »Ich will an Dir wachsen.« Wir wachsen an Menschen. Wir brauchen Menschen um uns herum, um zu dem zu werden, der wir überhaupt sein können. Deshalb laufe nicht weg, wenn das Feedback negativ ist.

Schmerzhafte Selbsterkenntnis

Wir müssen uns erst einmal an diesem Punkt hineinarbeiten. Wir sind es nicht gewohnt und mögen es zumeist auch nicht, dass andere uns offen kritisieren. Es gab vor vielen Jahren, Ende der 1980er Jahre eine Trainingsmethode, die für den Vertrieb optimal war. Sie wurde abgeschafft, weil die Methode von den Teilnehmern emotional nicht verkraftet wurde. Das waren die sogenannten Video-Trainings. Zum ersten Mal war die Technik erschwinglich, um Verkaufsprozesse mit Ton und Bild aufzeichnen und direkt wieder den Teilnehmern abspielen zu können, ohne zusätzliche Entwicklungsarbeit wie bei Super-8-Filmen. Könnt ihr euch daran erinnern? Das Training bestand aus Verkaufsrollenspielen, die mit einer Videokamera aufgezeichnet wurden. Ein Seminarteilnehmer spielte den Kunden, der andere die Verkäuferin oder den Verkäufer. »Schönen guten Tag, Frau Bleibetreu«, oder was man da so gesagt hat. Dann kam man ins Gespräch. Das wurde gefilmt und anschließend der ganzen Seminargruppe gezeigt und analysiert. Viele Verkäufer haben diese Analyse nicht ertragen, weil sie zum ersten Mal ihren eigenen Verkaufsprozess beobachten mussten.

Heutzutage hat damit die Handy-Generation, die Smartphone-Generation überhaupt kein Problem. Die filmen sich die ganze Zeit. Die wissen, wer sie so sind und wie sie wirken. Sie wissen sogar, mit welchem Filter sie besser wirken. *(Lachen)*

Für viele aus unserer Generation war es ein echter Schock, als Anfang der 1980er Jahre die Anrufbeantworter eingeführt wurden und wir zum ersten Mal bewusst unsere eigene Stimme hören konnten. Das Aufzeichnen des eigenen Anrufbeantworter-Textes wurde zum Martyrium. Nachdem man den Text aufgenommen hatte, kam einem beim Abhören der Gedanke: »Welcher Alien hat denn da drauf gesprochen?« Das waren aber tatsächlich wir selbst. Wenn wir nicht wissen, wie wir wirken, können wir nicht punkten. Feedback ist das Frühstück der Champions. Nur so kannst du dein volles Potenzial entfalten. Für Feedback, das uns weiterbringt, brauchen wir Menschen. Wir brauchen Menschen, um wachsen zu können.

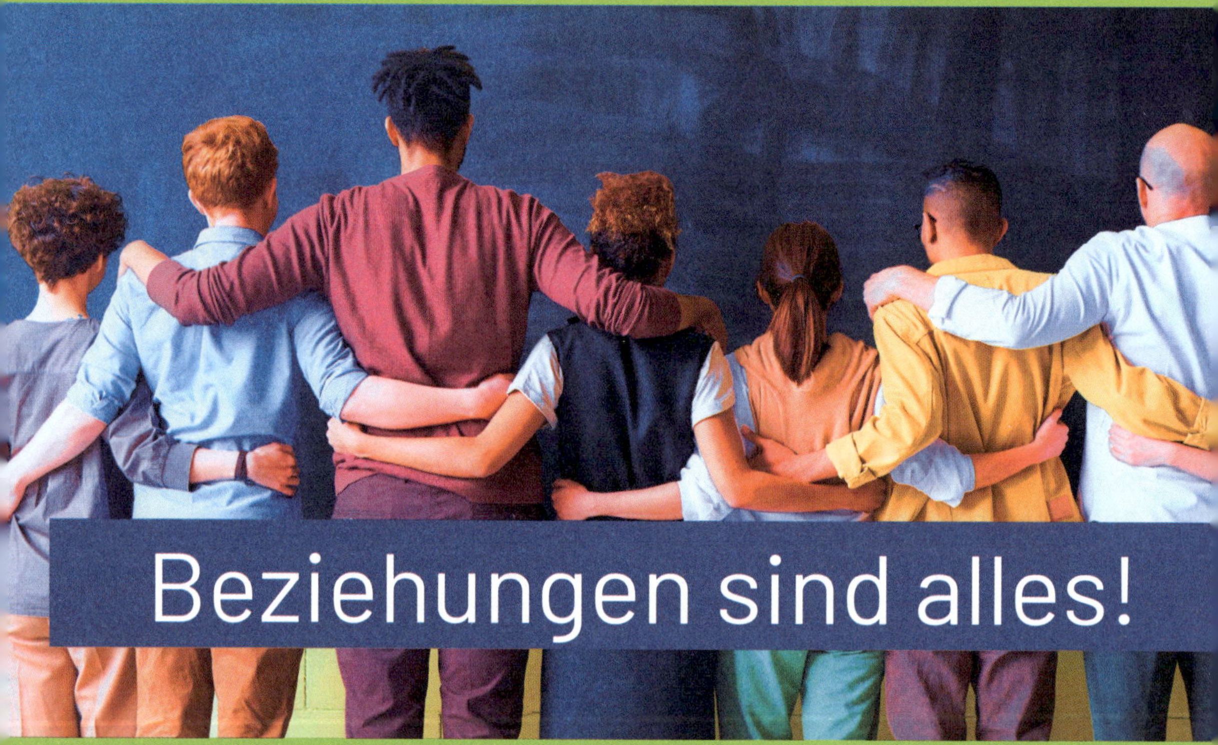
Beziehungen sind alles!

BEZIEHUNGEN SIND ALLES!

Deshalb kommen wir nun zu einer meiner tiefsten Grundüberzeugungen: »Beziehungen sind alles.« Ohne zwischenmenschliche Beziehungen kann kein Mensch zu einem wirklichen Meister seiner eigenen Welt werden. Das ist übrigens der Anspruch, den ich immer wieder Menschen mitgebe. Wir müssen und können nicht alle Weltmeister in irgendeinem Sport oder einer bestimmten Disziplin sein bzw. werden. Doch um das Beste aus dir selbst herausholen zu können, lebe den Anspruch: »Ich will ein Meister meiner eigenen Welt sein!« Das werden wir aber nicht, indem wir uns wie Einsiedler verstecken und uns in Träume und Fantasien flüchten. Wir werden das nur, wenn wir bereit sind, in der Begegnung mit anderen zu sein. Dies kann aber sehr anstrengend sein. Als Psychologe weiß ich: Jeder Mensch ist normal, bis du ihn näher kennenlernst. Jeder Mensch hat seine Schattenseiten. Es gibt nicht den perfekten Menschen. Wir sollten daher auch keine Angst vor dem haben, der ein bisschen anders ist. Denke daran, Begegnungen mit Menschen sind Lektionen, die uns wachsen lassen. Viele Begegnungen können einen irritieren. Wenn ich auf solche ›Irritationen‹ treffe, nenne ich das immer ›faszinierend‹. Das hilft mir mit dem Wahnsinn des Alltags besser klarzukommen. Wenn ich z. B. neben Menschen im Flugzeug sitze, die eine komische Art haben oder komisch riechen, dann denke ich immer: »Faszinierend, was es alles so gibt.« *(Lachen)* Aber das hilft.

Nimm anstrengende Begegnungen einfach als einen Trainingsmoment, an dem du wachsen kannst. Wie gesagt, ich bin daran gewachsen, mit Menschen in eine Begegnung zu gehen. Seit 23 Jahren bin ich mit meiner

Frau zusammen. Ich bin in der Zeit mit ihr als Persönlichkeit wirklich gewachsen. Meine Frau sagt über unsere Ehe immer: »Wir waren selten glücklich, aber es war nie langweilig.« Unser Sohn Leonard kann davon ein Lied singen. Wir haben drei Ehetherapien hinter uns, deshalb kann ich so lebendig darüber reden. Ich bin der Psychologe, der selbst zum Therapeuten läuft. Das ist kein Witz, ich musste auch dahin. Ich hatte auch in meinem Verhalten in der Partnerschaft einen blinden Fleck, wie alle anderen auch.

Wir alle brauchen andere Menschen. Wir brauchen einen Coach, einen Mentor, eine Führungskraft als Spiegel unseres Verhaltens. Nur so haben wir eine Chance, uns selbst auf die Schliche zu kommen. In der Paartherapie – bei mir selbst und auch bei anderen – muss man manchmal entdecken, dass gut Gemeintes durchaus gut gemacht sein kann, aber trotzdem eine negative Wirkung haben kann. Manchmal versuchen wir andere zu sehr zu entlasten und verhindern dadurch die Entwicklung des anderen. Wir bremsen das Wachstum von anderen aus, indem wir es mit ihnen zu gut meinen. Ich kenne Führungskräfte, die machen Mikro-Management. Die nehmen Leute nur an die Hand, weil sie nicht das Zutrauen haben, dass jemand es alleine schaffen könnte. Wer Kinder permanent, bis sie 14 sind, mit dem Auto zur Schule fährt, verhindert die Fähigkeit, dass sie selber irgendwann einmal geradeaus laufen können.
(Applaus)

Beziehungen wachsen durch Zutrauen und Vertrauen. Doch leider haben wir zu oft die Tendenz des Überbeschützens. Ihr müsst euch einmal vorstellen, dass wir alle, die jetzt noch leben, ohne Schutzhelm aufgewachsen sind. Heutzutage drehen Leute durch, wenn nicht alles perfekt abgesichert ist. In bin in einer Zeit aufgewachsen, in der sowohl mein Papa im Auto geraucht hat als auch ich nicht angeschnallt war. Eigentlich müsste ich schon längst tot sein! Wahnsinn, oder?! Ich bin ein medizinisches Wunder! *(Lachen)*

Anschnallen und ein nikotinfreies Leben sind schon richtig, aber es ist auch wichtig, dass wir wieder den Mut haben, uns, unseren Teampartnern und auch unseren Kindern etwas zuzutrauen. Dafür gilt es den entsprechenden Raum zu schaffen, damit wertschätzende und förderliche Begegnungen entstehen können. Beziehungen sind wichtig, weil sie uns helfen, als Persönlichkeit zu wachsen. Viele der Tipps, die ich in meinen Seminaren und Coachings gebe, kommen tatsächlich aus der Welt der Paarberatung. Wenn du mit offenen Augen deinen Alltag lebst, erfährst du ganz viel über die Kunst, erfolgreich Beziehungen zu gestalten. Ich sage immer: Ob intim, in der Partnerschaft oder im Team, in einer Mannschaft, es gelten häufig die gleichen Gesetzmäßigkeiten. Dabei fällt mir ein Aspekt gerade ein, der tatsächlich für beide Welten gilt, ob intim oder im Team! Habt Spaß! Lacht zusammen! Auch in einer Partnerschaft, auch da, wo ihr intim seid, habt Spaß. Selbst wenn du verheiratet bist, darfst du etwas zu lachen haben. *(Applaus)*

Wir wissen aus so vielen Untersuchungen in Unternehmen, in denen nicht mehr gelacht wird, sind die Fluktuation und die Krankenstände hoch. Ich habe früher als Psychologe oft Arbeitsplatzanalysen gemacht. Als Arbeitspsychologe konnte ich feststellen, dass dort, wo miteinander gelacht wird, auch die Ergebnisse stimmen. Bei einer guten Stimmung stimmen auch die Ergebnisse! In Ehen, in denen nicht mehr miteinander gelacht wird, steht die Scheidung kurz bevor. Ihr dürft wirklich Spaß haben, wenn ihr verheiratet seid. Lacht miteinander. Damit meine ich nicht, morgens wach zu werden, nach links zu gucken und loszulachen. Das könnte zu Irritationen führen. (Publikum lacht) Habt Spaß!

Manche Menschen, die über 30, 40 Jahre zusammen sind, beherrschen die Kunst des stummen Glücks. Solche Paare sitzen sich im Restaurant gegenüber und quatschen nicht mehr miteinander. Hobby-Psychologen vermuten dann, dass deren Kommunikation kaputt ist. Nein, deren Kommunikation ist nicht kaputt. Sie haben die maximale Stufe der perfekten Kommunikation erreicht. Beide wissen voneinander, dass es den anderen wirklich nicht interessiert, was man zu sagen hat. Und das führt zu diesem Verstummen.

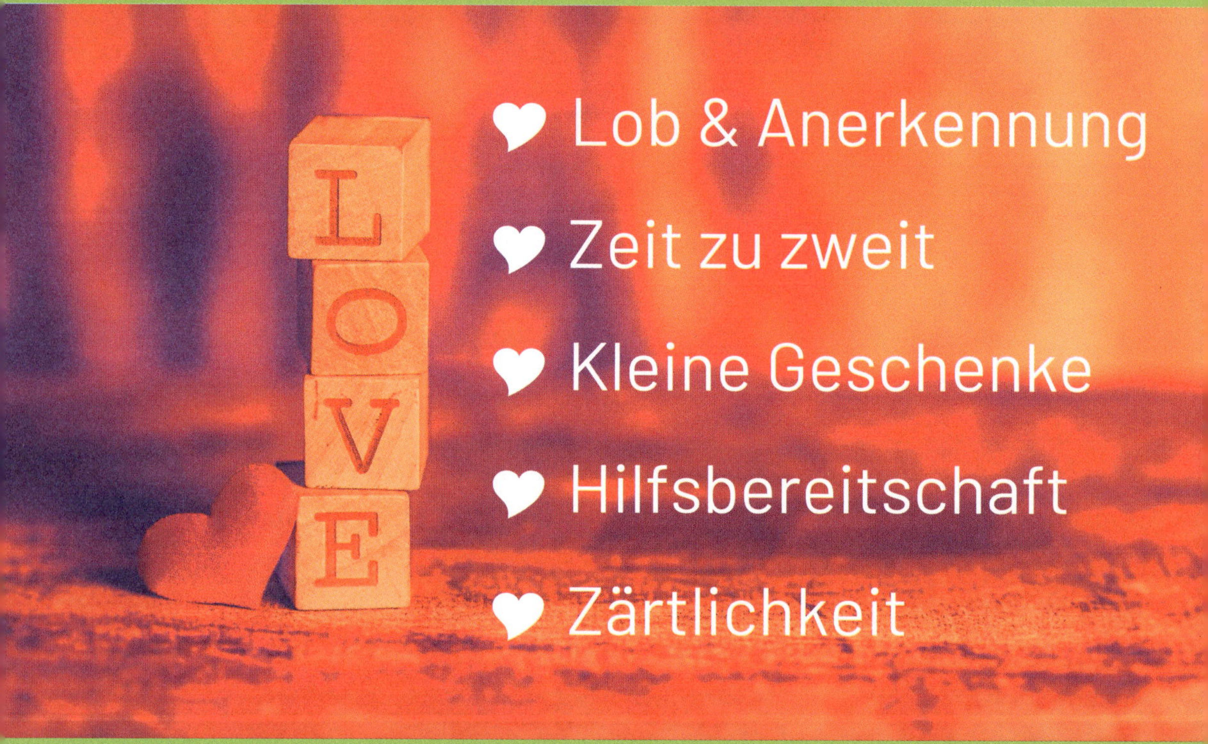
LOVE
Lob & Anerkennung
Zeit zu zweit
Kleine Geschenke
Hilfsbereitschaft
Zärtlichkeit

DIE FÜNF SPRACHEN DER LIEBE

Statt »stummes Glück« gibt es zum Glück hilfreichere Ansätze, die uns in der Partnerschaft auch als Mannschaft stärker wachsen lassen. Eines meiner Lieblingskonzepte geht zurück auf ein großartiges Werk meines sehr geschätzten Kollegen Gary Chapman. Es heißt »Die fünf Sprachen der Liebe«. Chapman hat in seiner langjährigen Arbeit als Paartherapeut herausgefunden, was nötig ist, damit eine Partnerschaft erfüllend ist und wir in ihr als Menschen erblühen können. Faszinierend ist es, dass eine Übertragung dieser Einsichten auf den Businessalltag völlig neue Chancen eröffnen kann.

Wir schauen uns einmal die fünf Elemente der Sprache der Liebe an: 1. Lob und Anerkennung, 2. Zeit zu zweit, 3. Kleine Geschenke, 4. Hilfsbereitschaft und 5. Zärtlichkeit. Da kann die Frage aufkommen: »Wie soll ich das in meinem Job durchziehen? Zärtlichkeit? Ich habe schon einmal wegen Grabschen eine Abmahnung bekommen!« Ja, das werden wir uns gleich einmal anschauen, was damit gemeint ist. Tatsächlich ist Paarberatung ein sehr komplexes Thema. Es ist sehr herausfordernd. Chapmans Konzept ist ein relativ einfacher Ansatz, der aber trotzdem wertvolle Impulse für jede Art von Beziehung liefert.

Wie lebst du das intim beziehungsweise in deinem Team? Wie gelingt es dir Wertschätzung im Sinne von etwas Positives ansprechen zu realisieren und wirklich lebendig zu leben? Oft sagen Teilnehmer zu mir: »Ja, das mache ich. Ich lobe meine Leute.« Häufig loben wir aber mit vergiftetem Lob. Was ist das »ein vergiftetes Lob«? Das ist die Art von Lob, bei dem nach der Wertschätzung ein »aber« folgt. Das ist das Lob, das ich von zu Hause kenne, wenn meine Frau sagt: »Rolf. Toll, dass du die Spülmaschine ausgeräumt hast, aber ...«. Dann denke ich: »Mist, ich habe den Müll vergessen.« Denn, es ging nie um das Lob. Sie hat mir eine kommunikative Falle gestellt und wusste, dass ich auf den ersten Teil positiv anspringe.

Häufig machen wir das auch mit unseren Mitarbeitern und in vielen anderen unserer Beziehungen genauso. Wir sagen etwas Positives, um die Aufmerksamkeit unseres Kommunikationspartners zu gewinnen und ihm dann einen Dolchstoß zu versetzen. Wenn Menschen ein Lob mit etwas Negativem verknüpfen, werden die Kommunikationspartner zu »Pawlowschen Hunden des Lobes«. Sobald du etwas Nettes sagst, haben sie Panik in den Augen, weil sie darüber nachdenken, was sie wieder falsch gemacht haben. Deswegen ist es so wichtig, Lob und Kritik wirklich voneinander zu trennen.

Lob muss sein. Leider gibt es erschütternde Studien, die zeigen, dass viele der deutschen Mitarbeiter den Eindruck haben, dass sie noch nie von ihrer Führungskraft gelobt wurden. Ich glaube, dass die Führungskräfte loben, doch die Wertschätzung kommt bei den Mitarbeitern nicht an. Entweder ist die Wertschätzung vergiftet oder sie wird nicht authentisch vermittelt. Sie ist nicht wertschätzend genug und nicht ehrlich genug. Wer nur beim Mitarbeiter-Jahresgespräch ein bisschen Süßholz raspelt, erreicht seine Leute nicht! Das wirkt aufgesetzt. Das hat nichts mit einer dankbaren Haltung zu tun. Das ist nur Technik, um die Mitarbeiter bei Laune zu halten.

In solchen Jahresgesprächen nutzen viele gut trainierte Manager die angeblich so wirkungsvolle Sandwich-Technik, die sie in einem Kommunikationsseminar gelernt haben. Das läuft dann so ab. Die Führungskraft eröffnet das Gespräch mit salbungsvollen Worten: »Schön, dass Sie bei uns im Unternehmen sind. Sie sind wirklich ein wertvoller Mitarbeiter.« Und in dem Moment, in dem sich der Mitarbeiter entspannt, kommt die große Keule raus: »Aber« und dann geht es richtig los! Dann wird ihm klar gemacht, was er für ein Trottel ist. Zum Schluss werden dann noch einmal ein paar wertschätzende Worte gesagt. So kann das nicht funktionieren. Dann geht ein Lob nach hinten los und raubt die Motivation! Wir müssen das anders machen.

Die beste Motivationsansprache

Wie man es besser machen kann, das hat mir einmal ein Freund verraten. Er behauptet sogar, es sei die beste Motivationsansprache gewesen, die er je gehört hat. Ich rede von meinem Freund Reinhard. Er war in der Zeit, als er diese Ansprache gehört hat, Personalleiter bei 3M. Er war erst relativ frisch im Unternehmen, so etwa sechs bis acht Monate, und es war die erste große Tagung, bei der er dabei war. Wahnsinnig schönes Tagungshotel mit tollen Restaurants, beeindruckenden Bars und einem sensationellen Wellnessbereich. Nach der Tagung stand auf dem Programm: Socializing. Also auf gut Deutsch, sich schön einen hinter die Binde kippen. Mein Freund Reinhard dachte sich »Nö, das ist nicht so meins!« Also geht er lieber ab auf das Zimmer, raus aus den Klamotten, rein in den Bademantel und runter mit dem Aufzug in diesen sensationellen Wellnessbereich. Da unten war dann auch so gut wie niemand, denn die meisten waren alle oben beim Umtrunk. Reinhard wanderte von der Dampfsauna zur Biosauna und dann dorthin, wo er eigentlich hinwollte, nämlich zur finnischen Sauna. Er machte die Tür auf und darin saß nur eine einzige Person, sein direkter Vorgesetzter, der Personalvorstand. Mein Freund Reinhard sagte, dass das, was er so im ersten Moment sah, sein eigenes Ego beruhigte. Er ging also rein, machte die Tür zu, rollte sein Handtuch aus und legte sich hin. In der Sauna machten die Herren das, was Männer in der Sauna tun: Schweigen und schwitzen. Irgendwann stand dann dieser Personalvorstand auf, schlurfte hinüber zur Tür, machte die Sauna-Tür auf und war fast schon raus. Doch dann wie in Columbo-Manier drehte er sich noch mal um und schaute über seine Schulter und sagte: »Herr Sprenger, vielen Dank, dass Sie bei uns im Team sind. Sie machen einen super Job. Bitte weiter so!« Dann ging der Vorstand raus, machte die Tür zu und war weg.

Mein Freund Reinhard sagte, dass er diese Ansprache aus zwei Gründen niemals vergessen wird. Erstens wird er die Bilder nie wieder los. Zweitens wurde er in einem Moment angesprochen, in dem es nicht notwendig war, was den Unterschied ausmachte. Ihr müsst jetzt nicht darüber nachdenken, mit wem ihr das nächste Mal in die Sauna gehen wollt. Darum geht es jetzt nicht, obwohl das auch schön sein kann. Es geht vielmehr darum, sich zu überlegen, dann etwas zu sagen, dann jemanden zu ehren, dann jemanden zu beschenken, wenn es nicht darauf ankommt.

Die Psychologie der Umarmungen

Kommen wir nun zum fünften Punkt, der vielleicht der anspruchsvollste ist. Wie kann ich das Element »Zärtlichkeit« in meine Business-Teams integrieren, ohne eine Anzeige wegen #metoo-Verdachts zu bekommen? Auch im beruflichen Alltag kann es Situationen geben, in denen ein zartes Nachfragen beim Gegenüber eine tiefgehende Wirkung haben kann. Wenn es jemanden aus deinem Team einmal richtig schlecht geht, dann frage einfach: »Darf ich dich in den Arm nehmen?« Wenn der andere dann sagt: »Nein, das ist überhaupt nicht meins.« Dann ist das völlig in Ordnung. Viele haben da schlechte Erfahrungen gemacht. Aber ich kann euch sagen, dass eine von Herzen kommende und ehrliche Umarmung manchmal die schönste Form der Anerkennung, der Wertschätzung und des Wahrgenommen-Werdens sein kann. Es gibt eine Psychologie der

Umarmung. Da gibt es verschiedene Sachen und ich finde das immer so faszinierend, was es da so für Typen gibt. Da gibt es die Klopfer. Das ist oft bei Männern so. Die umarmen sich und klopfen sich gegenseitig kräftig auf den Rücken. Einfach einmal aushalten, wahrnehmen und auf Übersprungshandlungen verzichten. Eine einfache Umarmung kann Wunder bewirken.

Bei Umarmungen gibt es auch immer die »Beckenwegkipper«. Die scheinen sehr heftige Erfahrungen gemacht zu haben. Möglicherweise traumatisierende Momente beim Klammerblues als Teenie in der Tanzschule. Jeder wie er mag. Sei präsent und wenn es passt auch mit einer Umarmung. Biete es ruhig an. Es kann manchmal wirklich einen Unterschied ausmachen. Wir leben in einer Zeit, in der zu Recht auf der einen Seite körperliche und sexistische Übergriffe angeprangert werden. Leider gehen durch dieses Verhalten wichtige Elemente im zwischenmenschlichen Bereich verloren. Begrabscht zu werden ist unerträglich, doch das absolute Gegenteil, nämlich menschliche Kälte ist genauso unerträglich. Da wo es passt, schenkt Nähe. Seid für einander da!

Ein weiterer Aspekt der Sprache der Liebe lautet »Zeit zu zweit«. Was heißt das? Manche Ehen gehen deshalb auseinander, weil man sich nie sieht. Weil man keine Zeit miteinander verbringt. Weil man sich nicht die Zeit füreinander nimmt. Nimm dir auch die Zeit für deine Teampartner. Direkte, persönliche und authentische Begegnungen sind wichtig. Austausch über WhatsApp und Social Media ist hilfreich, aber das sollte nie auf Dauer die persönlichen Begegnungen ersetzen. Network ist ein Herzensbusiness. Network ist Beziehungsarbeit.

Die wichtigste Währung der Gegenwart

Wir alle kennen den alten Spruch »Kleine Geschenke erhalten die Freundschaft«. In Beziehungen sind kleine Geschenke ein wichtiges Schmiermittel, damit es rund läuft. Damit meine ich nicht Korruption! Es geht um kleine Aufmerksamkeiten, wie z. B. ein kleines liebevolles Zettelchen. Es tut einfach gut, wenn man unverhofft in seiner Mappe einen kleinen Gruß findet, z. B. ein Post-it, auf dem notiert ist »Danke, dass du mitmachst!« mit einem Herzchen drum herum. Das macht einen Unterschied aus. Diese Kleinigkeiten führen dazu, dass wir wirklich erblühen und dass wir zur wahren Größe kommen. Kleinigkeiten sind es, die Menschen zur wahren Größe führen. Man kann es auch anders und zynisch formulieren, wie es einst Napoleon gesagt. Napoleon hat gesagt: »Als ich erkannt habe, dass Menschen bereit sind, für Orden zu sterben, habe ich angefangen Kriege zu gewinnen.« Das ist purer Zynismus. Aber es beschreibt, wie wichtig diese Form der Zuwendung ist. Wir leben im Zeitalter der Digitalisierung, im Zeitalter von Hightech. Wir wissen aus vielen psychologischen Untersuchungen, dass in Zeiten von Hightech Hightouch eine wichtige Kraftquelle ist, die man nicht unterschätzen sollte. Deshalb bietet Network auch gerade jetzt eine riesige Chance. Personal Franchise bietet Nähe und persönliche Kontakte in einer Zeit, in der viele Menschen drohen zu vereinsamen. Manchmal kann es sogar sein, dass die Begegnungen wichtiger sind als die Produkte. Begegnungen leben von der Zeit zu zweit, von kleinen Geschenken und auch von Lob & Anerkennung.

Das Wahrgenommen-Werden ist die Währung der Gegenwart. Wie wichtig es Menschen ist, Wertschätzung zu erfahren, kann man am Phänomen Social Media erkennen. Als ich vor vielen Jahren angefangen habe, über Social Media Vorträge zu halten, habe ich gesagt: »Menschen werden bereit sein, für Likes zu sterben.« Das war damals hart und vielleicht auch ein bisschen zynisch. Heute ist es bittere Realität. Es vergeht nicht ein Monat, in dem wir nicht mindestens einen Todesfall haben, weil jemand wieder ein besonders gewagtes Selfie oder anderes Foto gemacht hat, um maximale Likes zu bekommen. Sei großzügig, auch mit wertschätzenden Worten. Menschen sehnen sich nach Anerkennung. Sag auch Deiner Frau einmal wieder »Ich liebe Dich«, bevor es ein anderer tut! *(Lachen & Applaus)*

Absichtslose Absichtslosigkeit

Die fünf Sprachen der Liebe benötigen auch eine bestimmte Haltung. Im Zen-Buddhismus bezeichnet man diese Haltung als »absichtslose Absichtslosigkeit«. Einfach geben, weil man gerne gibt und nicht, weil man etwas zurückbekommen möchte. Geben um des Gebens willen. Wer etwas schenkt, weil er etwas zurückbekommen möchte, der schenkt nicht, sondern der tauscht! »Absichtslose Absichtslosigkeit« statt Reziprozitätsprinzip! Tolles Wort: Reziprozitätsprinzip. Heute lernt ihr richtig etwas. Lauter lustige und neue Begriffe »absichtslose Absichtslosigkeit«, Reziprozitätsprinzip und gleich vielleicht auch noch Ambiguitätstoleranz. Ich habe nicht umsonst Psychologie studiert. *(Lachen)*

Was bedeutet nun Reziprozität? Man kann es auch als Mafia-Methode bezeichnen. Man gibt und ist freundlich, um von dem anderen zur passenden Gelegenheit einen Gefallen einfordern zu können. Es geht um eine Bitte, die er dann nicht mehr ablehnen kann. Reziprozität bedeutet Wechselseitigkeit. Man gibt, um zu bekommen. Das hat aber nichts mit wirklichem Geben zu tun. Gib, weil du gerne gibst. Wirst du dann auf Leute stoßen, die nehmen, ohne es wertzuschätzen? Die nehmen, ohne Danke zu sagen? Die einfach nehmen und die sogar maximal nehmen? – Ja, aber mach es trotzdem! Weiter machen. Weiter großzügig sein. Weiter gütig sein. Ich bin davon überzeugt, dass wir die Aufgabe haben, eine neue Kultur zu erschaffen, eine Kultur aus der Fülle heraus, die sich automatisch selbst belohnt, aber nicht wegen einer schnellen und direkten Belohnung. Nicht immer so kurz denken, sondern wirklich gütig und wirklich hilfsbereit sein. Das macht einen echten Unterschied. Das ist das Fundament eines echten Herzensbusiness. Dann arbeiten Menschen wirklich gerne miteinander. Da machen sich Leute auf den Weg und erschaffen etwas ganz Besonderes!

Wisst ihr was wirklich toll ist? Ihr lebt das bereits! Als ich meinen Vortrag für die Kick-Offs entwickelt habe, wusste ich noch nichts davon, wie engagiert ihr seid und euch für andere Menschen, die es nicht so leicht haben, einsetzt! Was ich hier erlebe, mit welcher ehrlichen Güte und Wertschätzung ihr euren Teampartner unterstützt, das löst bei mir eine Gänsehaut aus. Da könnt ihr wirklich stolz auf euch sein! Nehmt dieses Kompliment einfach einmal an. Für mich ist es ein spürbares Zeichen dafür, dass es bei euch nicht nur um schöne Worte geht. Ihr lasst Taten sprechen und das ist absolut beeindruckend! Euer karitatives Engagement ist ein tolles Zeugnis für eure Arbeit. Euer Handeln erschafft eine Atmosphäre, die andere Menschen anzieht. Jetzt gilt es nur noch mit der passenden Kommunikation dafür zu sorgen, dass die Menschen auch bleiben. Darum geht es nun im nächsten Part.

Die Kunst der Kommunikation

»Fragen und Zuhören« heißt der nächste Abschnitt. Das ist ein Thema, da bin ich als Psychologe wirklich zu Hause. Wenn du Menschen gewinnen willst, ist das die Meisterschaft: Fragen und Zuhören. Wir verhalten uns häufig, obwohl wir gütige und gute Menschen sind, in den beiden Punkten wie Volltrottel. Wir stellen Fragen und wollen keine Antworten hören. Oder wir tun so, als ob wir zuhören, denken aber über ganz andere Dinge nach. Ich will das konkret beschreiben. Fragen öffnen Menschen. »Fragen und Zuhören« ist das einzige, was ich als Psychologe in einer

Therapie-Sitzung machen kann. Ich stelle Fragen. Mehr kann ich nicht machen. Ich habe auch nie verstanden, warum ich dafür sechs Jahre studieren musste. Um Fragen zu stellen. Ich stelle Fragen. Das ist alles was ich tue. Ich stelle manchmal andere Fragen. Ich stelle skalierbare Fragen. Ich stelle Wunschfragen. Es gibt ganz viele verschiedene Fragetechniken, die wir in der Therapie nutzen, um Menschen zu öffnen. Du kannst Menschen aber nur durch Fragen öffnen. Doch fragen allein reicht nicht, du musst auch echtes Interesse an den Antworten haben. Meine therapeutische Kunst besteht darin, dass ich eine Frage stelle und dann höre ich wirklich zu. Ich tue nicht nur so. Ich höre wirklich zu!

Aber meistens fängt das Problem in der Kommunikation schon viel eher an! Wenn du eine Frage stellst, willst du die Antwort überhaupt hören? Ja oder nein? Stelle mir bitte nie eine Frage, wenn dich die Antwort nicht interessiert. Frage mich niemals: »Hey Rolf, wie geht es dir?« Dann antworte ich häufig: »Wie viel Zeit hast du?« Denn ich habe ein sehr reflektiertes Selbstbild. Und Leben besteht nicht nur aus einem »Muss!« oder »Ja, passt schon!« Wenn du eine Frage stellst und ein »Ja, muss!«, »Passt schon!« oder »Gut!« hörst, dann verrät das etwas über die Qualität und die Art einer Frage. Denn Menschen spüren sofort, ob der, der fragt, es ernst meint und wirkliches Interesse hat. Fragen sind leider oft nur ein gewisses Gleitmittel der Kommunikation. Damit es so ein bisschen besser »fluppt«, deshalb fragen wir, aber nicht, weil uns die Antwort interessiert.

Schlimme Beispiele für schlechte Kommunikation erlebe ich immer wieder in manchen Dienstleistungsmomenten. Ich bin viel auf Reisen und jedes Mal, wenn ich in Hotel einchecke, höre ich diese Standardfrage: »Und, Herr Schmiel, wie war Ihre Anreise?« Früher habe ich ehrlich geantwortet. Heute habe ich mittlerweile kapiert, dass die die Antwort nicht interessiert. Aber warum fragen die dann? Ganz einfach, weil sie die Zeit nutzen, während ich antworte, im Computer nachzugucken, ob mein Zimmer schon bezugsfähig ist, ob ich in irgendeinem Loyalty-Programm Mitglied bin, ob ich schon einmal da war oder besondere Wünsche habe. Dann tippen die da rum und fragen: »Und, wie war Ihre Anreise?« Früher habe ich da noch etwas Vernünftiges gesagt. Wenn das heute jemand macht, dann mache ich immer ein kleines psychologisches Spiel daraus. Wenn die Standardfrage kommt: »Und Herr Schmiel, wie war Ihre Anreise?« Dann antworte ich: »Ach, wissen Sie, heute bin ich optimal durchgekommen, eine super Zeit rausgefahren, unterwegs eine ältere Dame überfahren, aber dafür bin ich pünktlich.« Dann sagen die: »Oh, da freue ich mich aber für Sie.« Und tippen weiter. Völliger Wahnsinn. *(Lachen & Applaus)*

Die Geheimwaffe der Kommunikation

Man hört nicht hin. Deshalb: Hör hin! Letztens hat mein Schwiegervater meine Hotel-Story gehört und dann zu mir gesagt: »Rolf, du hast Recht.« Mein Schwiegervater erzählte mir dann, dass er einen seiner besten Mitarbeiter verloren hat, weil er nicht richtig hingehört hatte. Ein Kommunikationsfehler führte dazu, dass ein Top-Mitarbeiter kündigte und zur Konkurrenz wechselte. Dieser High Potential, so nennt man im Management-Deutsch einen ausgezeichneten Mitarbeiter mit Zukunftspotential. Dieser Mitarbeiter kam zu meinem Schwiegervater und sagte: »Herr Teich, ich muss sie sprechen. Leider ist ein schreckliches Unglück passiert. Ein sehr guter Freund von mir ist tödlich verunglückt. In vier Tagen ist die Beerdigung und ich muss da selbstverständlich hin.« Und mein Schwiegervater meinte: »Ja klar, machen Sie, kein Problem.« Drei Tage später kam der Mitarbeiter auf meinen Schwiegervater zu: »Herr Teich, Sie wissen, morgen bin ich nicht da.« Dann sagte mein Schwiegervater: »Nein, Sie sind morgen da.« Und der Mitarbeiter: »Nein, ich bin nicht da.« »Doch, Sie sind morgen da. Wir haben morgen diese wichtige

Präsentation. Ich brauche Sie. Sie sind der Key-Account-Manager. Es ist Ihr Kunde. Ohne Sie geht das nicht. Ich erwarte von Ihnen, dass Sie da sind. Ende der Diskussion!« »Aber, Sie haben doch ....« »Ich sagte doch: Ende der Diskussion!« Und was hat dieser Mitarbeiter gemacht? Er ist tatsächlich erschienen. Sein Pflichtbewusstsein war so groß, dass er den morgendlichen Termin noch durchgezogen hat und dann erst zur Beerdigung seines Freundes gerast ist. Doch seine Enttäuschung über das Verhalten seines Vorgesetzten war riesig. Zuerst nahm er die innere Kündigung vor und kurze Zeit später ging er zur Konkurrenz. Fehlende Wertschätzung aufgrund mangelnden Hinhörens führte zum Verlust eines Top-Mitarbeiters. Im sogenannten Check-Out-Gespräch war mein Schwiegervater über sein eigenes Fehlverhalten entsetzt. Also hakte er bei dem Mitarbeiter noch einmal nach: »Ich hatte die Beerdigung Ihres Freundes gar nicht mehr auf dem Pin. Warum haben Sie die denn nicht noch einmal erwähnt. Warum haben Sie nichts gesagt?« »Aber Herr Teich, Sie haben doch gesagt: Ende der Diskussion!«

Verkäufer oder Sprechroboter?

Wir müssen wieder lernen, zuzuhören. Und Zuhören ist nicht das, was manche in Seminaren lehren und ›aktives Zuhören‹ nennen. Für mich ist das Listening-Posing. Wenn Menschen durch Nicken und Lautieren dir das Gefühl geben, als ob sie einem zuhören würden. Am unerträglichsten ist es, wenn die in einem Beratungsgespräch dann auch noch dauernd deinen Namen sagen. Wenn Verkäufer vor mir stehen und dauernd sagen: »Ja, Herr Schmiel! Jaja, Herr Schmiel. Herr Schmiel, Herr Schmiel.« Da könnte ich durchdrehen! Ich weiß, wie ich heiße! Das macht mich wahnsinnig. Es macht mich wahnsinnig, wenn Menschen wie Sprechroboter reden. Da spreche ich lieber mit Alexa als mit so einem Verkäufer. Alexa ist da echt kommunikativer. Kein Mensch braucht eine Verkaufsmasche. Kein Mensch braucht jemanden, der dauernd »Aha, ja, Herr Schmiel, Herr Schmiel, Herr Schmiel!« sagt.

Doch Verkäufer, die solche Methoden einsetzen, sind sogar davon überzeugt, dass diese Maschen funktionieren. Die sagen dann zu mir: »Doch, doch, das funktioniert! Das habe ich in einem Seminar gelernt. Der Name eines Menschen ist sein Lieblingswort.« – »Aber nicht zwölf Mal in einer Minute!« – »Doch, das funktioniert.« Dann sage ich zu denen: »Okay, wir machen eine Wette. Siehst du die Bar da drüben?« »Ja, ich sehe die Bar.« – »Gut! Dort gehen wir jetzt rein. Du suchst dir jemanden aus, je nach deinem Geschmack. Mann, Frau, Diverses. Was auch immer deins ist. Dann stellst du dich mit der Person deiner Wahl an die Bar und führst ein Flirtgespräch und zwar mit deiner Technik des ›aktiven Zuhörens‹. Dann schauen wir, was das Ergebnis ist.« Und jetzt stellt euch einmal vor, er würde das wirklich machen. Er würde dann an der Bar stehen und sagen: »Aha, ja. Bärbel, Bärbel, Aha, ja, Bärbel, Bärbel. Aha, Bärbel, Bärbel.« Die Wahrscheinlichkeit, dass er in der Klapse landet, ist 1000-mal höher als bei Bärbel im Bett! Bärbel, Bärbel. *(Lachen)*

Da fällt mir gerade ein, wir hatten auch einmal in der Ehetherapie so einen Therapeuten, dem hätte ich beinahe einen vor die Mappe gehauen. Der machte auch immer dieses »Ahahaha«. Ich erzählte etwas und er machte »Ahahahah«. Ich sagte: »Wenn Sie eine Störung haben, dann gehen Sie selbst zum Arzt!«

Wenn du dich mit irgendeinem unterhältst und der fängt an, »Ahahaha« zu machen, dann weißt du, du langweilst ihn. Oder hast du dich jemals mit einem Freund unterhalten und der macht »Ahahaha«? Okay, meine Frau vielleicht, denn die ist mit einem Psychologen verheiratet.

Die Kunst des Zuhörens beginnt dann, wenn du nur noch Fragen stellst, auf die du auch Antworten hören willst. Wenn du die Antwort nicht hören willst, dann stelle keine Fragen! Und wenn dir einer antwortet, dann bringe ihm authentisches Interesse entgegen. Dies ist nicht zu verwechseln mit autistischem Interesse. Das sieht man bei manchen Chefs, die drehen sich nur noch um sich selbst. Authentisches Interesse heißt, sich wirklich für den anderen zu interessieren, wirklich zuzuhören und sich Zeit zu nehmen. Die höchste Währung heute, in der Kommunikation und der Partnerschaft, ob intim oder im Team, ist Zeit. An dem Faktor Zeit erkennst du, was und wer dir in deinem Leben wichtig ist.

Buchtipp: Eight Dates

Wenn du gerade in einer Ehekrise steckst, dann miss einmal die Zeit, die ihr zu zweit verbringt. Und, wenn du sagst, es ist gerade schwierig, dann habe ich einen Buchtipp. Leider ist das Buch auf Englisch. Es heißt »Eight Dates«, also »Acht Verabredungen«. Da gibt es einen wunderbaren Plan. Es ist ein bisschen anstrengend. Man trifft sich und muss vorher Fragebögen beantworten, für sich selbst und sie dann miteinander diskutieren. Man bekommt vorher noch ein Regelwerk an die Hand, wie man erfolgreich und wertschätzend miteinander kommuniziert. Denn sonst kann es durchaus explodieren, weil die heißen Eisen der Ehe-Themen angesprochen werden. Es geht unter anderem um Geld, Sex und Erziehung, also um all die Dinge, die die Ehe schwierig machen. Aber mit diesen Verabredungen und tiefgehenden Gesprächen kann wieder eine neue Kommunikations-Kultur in der Partnerschaft entstehen. Dafür brauchen wir Zeit. Zeit ist die Währung, die den Unterschied ausmacht. Wenn du frühzeitig Zeit investiert, wird es danach viel entspannter. Wer Zeit investiert, schafft mehr Schnelligkeit und mehr Lebendigkeit. Warum? Weil geschenkte Zeit die Grundlage für Vertrauen ist. Wer nicht bereit ist, Zeit zu schenken, schafft niemals Vertrauen. Nur wer für mich Zeit hat, dem vertraue ich. Zeit ist der Mess-Grad des Vertrauens.

Übrigens sind alle Damen im Saal uns Männern in der Kommunikation deutlich überlegen. Warum? Weil Frauen eine andere Art des Zuhörens per se beherrschen. Also im Durchschnitt. Das ist jetzt nicht sexistisch, sondern das ist immer alles statistisch und auf den Durchschnitt bezogen. Es gibt auch Jungs, die das können, es gibt auch Mädels, die es nicht können. Aber im Durchschnitt ist es so, dass Frauen besser zuhören können. Warum? Weil sie sich für die emotionalen Aspekte einer Kommunikation und einer Geschichte interessieren. Und auch auf die zwischenmenschlichen Seiten viel mehr Wert legen. Was machen wir Jungs? In uns allen steckt so ein kleiner ›Bob der Baumeister‹, so ein Mini-Ingenieur. Sobald uns jemand ein Problem erzählt, haben wir sofort eine Lösung. Wir halten es nicht aus, zuzuhören. Wenn jemand ein Problem hat, bieten wir ihm sofort eine Lösung an. Es geht häufig aber nicht um Lösungen, sondern nur um das Zuhören. Wenn ich nach einer langen Geschäftsreise nach Hause kommen und meine Frau frage: »Und? Wie war's?« Dann erzählt sie über ihre Situation, die Herausforderungen, die sie mit Leonard hat. Oder mit ihren Eltern. Oder mit ihrem Job. Oder sonst etwas. Da hatte ich früher sekundenschnell eine super Lösung für sie, doch das hat sie kein Stück interessiert. Sie wollte, dass ich ihr einfach zuhöre, dass ich für sie da bin. Auf den Mini-Ingenieur hatte sie keinen Bock. Wir alle brauchen manchmal einfach nur Menschen, die uns ernsthaft zuhören. Doch diese Kunst haben viele verlernt, weshalb die Psychologen-Praxen auch so überlaufen sind.

Hardcore-Listening-Bootcamp
Wie schon gesagt, Frauen können in der Regel besser zuhören. Wir Jungs haben da Nachholbedarf. Deshalb lade ich alle anwesenden Herren ein, zu einem großartigen Seminar, zu einem Hardcore-Listening-Bootcamp. Das Seminar hat drei Vorteile. Erstens, es kostet kein Geld, nur Überwindung. Zweitens, es findet zeitnah statt. Und drittens, für alle, die in einer Partnerschaft leben, ergibt sich die Seminaranreise von alleine. Denn die Aufgabe ist es, liebe Herren: Am kommenden Sonntag, einen Tag lang, der Partnerin zuzuhören. – Und ich habe Männer erlebt, die sind nie wieder nach Hause gefahren. *(Lachen)*

Aber wenn es uns schon schwerfällt, einem Menschen zuzuhören, den wir lieben, wie schwer ist es dann, jemandem zuzuhören, der ein richtiger Stinkstiefel ist? Wir müssen zu Hause Kommunikation trainieren, damit wir im Business souveräner auftreten. Lerne wieder zuzuhören! Einfach machen! Letztens hat es einer gemacht. Der hat dann aber auch sofort montags im Büro angerufen. Ich war unterwegs. Eine meiner Mitarbeiterinnen, Sabine, war dran und hat dann sofort ins Auto durchgestellt und gesagt: »Rolf, ich habe ihn in der Leitung.« Dann habe ich gefragt: »Ja, wen?« – »Ja, den, der zum ersten Mal das gemacht hat, was du sagst.« »Okay, den will ich auch kennenlernen.« Dann wurden wir miteinander verbunden und ich hatte ihn in der Leitung. Er erzählte mir, dass er auf einer Tagung war, auf der ich das mit dem Zuhören erzählt habe. Er habe es auch tatsächlich am Sonntag durchgezogen. »Und? Wie wars?« habe ich nachgefragt. Seine Antwort: »Speziell!« »Was ist passiert?« Daraufhin erzählte er mir: »Herr Schmiel, Sie müssen wissen, ich bin seit zehn, zwölf Jahren verheiratet.« So genau wusste er es nicht. »Ich liebe meine Frau sehr, aber ich bin viel zu viel unterwegs. Und irgendwann haben wir uns darauf geeinigt, wir zelebrieren jetzt immer sonntags, das gemeinsame Frühstück.« Das heißt seine Frau darf so lange liegenbleiben, wie immer sie will. Irgendwann steht sie in Ruhe auf und macht sich fertig. In der Zeit, deckt er den Frühstückstisch, kocht Kaffee, presst Orangen aus und fährt rüber zum Bäcker, holt Brötchen, Croissants und für sich die Sonntagszeitung. Er sagte zu mir: »Bis zu diesem Sonntagmorgen war dieser Moment, das gemeinsame Zelebrieren des Frühstücks wirklich ein Moment des stillen Glücks. Ein wunderbares Ritual!« Seine Frau frühstückte und er versteckte sich hinter der Zeitung. »Wissen Sie Herr Schmiel, Sie haben gesagt, wir sollen das Zuhören trainieren und das habe ich dann auch tatsächlich gemacht. Ich habe die Zeitung bei Seite gelegt, meine Frau angelächelt und sie gefragt ›Und Schatz? Wie war deine Woche?‹. Die guckte im ersten Moment ein bisschen erschrocken. Als sich der Schock legte, fing sie an zu plaudern und sie redete und redete und redete und redete und redete und redete.« Dann sagte er: »Ich habe wirklich an ihren Lippen gehangen und ihr authentisches Interesse entgegengebracht.« Doch nach zwei oder drei Minuten verfinsterte sich der Gesichtsausdruck seiner Frau und wurde plötzlich hasserfüllt. Und plötzlich schrie sie ihn an: »Warum hörst du mir zu? Du hörst mir doch sonst nie zu! Hast du ein schlechtes Gewissen? Was war da los auf der Tagung? Wie heißt sie?« Und er darauf hin: »Nein, nein. Da war so ein Typ« »Was für ein Typ?!« – »Ja, so ein Psychologen-Futzi.« Und dann haben die beiden sich wirklich über die Qualität ihrer Kommunikation unterhalten und dabei entdeckt, dass Manches im Argen liegt.

In einem der wichtigsten deutschen Psychologiepublikationen, also in der »Brigitte«, konnte man nachlesen, dass Paare, die seit zehn Jahren zusammen sind, im Durchschnitt werktags – und damit ist nicht kulminiert gemeint, also »Guten Morgen, Schatz.« »Auch einen Kaffee, Schatz?« »Tschüss, Schatz.« »Ach, da bist du wieder. Ein Glas Wein? Was gucken wir denn heute Abend? Gute Nacht, Schatz.«, sondern damit sind richtige Gespräche gemeint – im Tagesdurchschnitt maximal sieben Minuten miteinander sprechen. Sieben Minuten! Wenn du jetzt denkst, wir reden viel mehr miteinander. Dann liegt es möglicherweise daran, dass ihr kurz vor der Scheidung steht. Da kommt noch einmal alles hoch und muss raus. Oder die drei ›Ks‹ der ehelichen oder partnerschaftlichen Kommunikation bestimmen eure Gespräche, nämlich je nach Alter: Karriere, Kinder, Krankheiten. Und wenn man diese Themen weglässt, dann merkt man, wie herausfordernd gute Kommunikation in der Partnerschaft sein kann.

Fragen & Zuhören

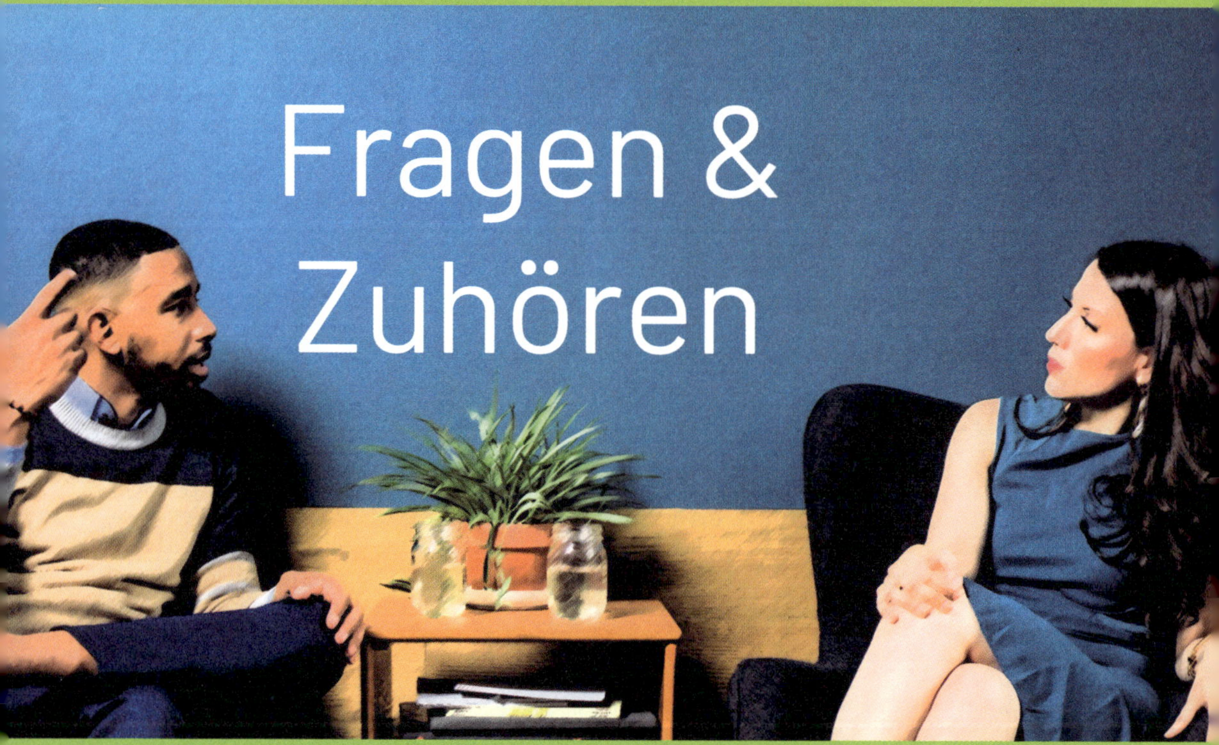

DIE QUALITÄT DEINER FRAGEN

Wenn du nicht weißt, was du deine Liebste fragen sollst, dann schau dir einmal die »36 Fragen für gelingende Beziehungen« von Dr. Arthur Aron an. Das ist eine Untersuchung aus den 1980er Jahren. Er hat damals 36 Fragen entwickelt. Seine Versuchspersonen waren Männer und Frauen, die als heterosexuelle Paare zwei Stunden lang eine Liste von 36 Fragen bearbeiten mussten. Sie stellten sich gegenseitig diese Fragen und hörten sich auch gegenseitig aufmerksam zu. In den Fragen ging uns um persönliche Erlebnisse und Einstellungen. Beispielsweise: »Wie ist deine Beziehung zu deiner Mutter? Was war dein peinlichstes Erlebnis im Alltag?« Über völlig verschiedene und auch manche intimen Aspekte tauschten sich die beiden dann aus. Das Ergebnis der Studie war, dass nach zwei Stunden in den meisten Fällen die zuvor Fremden fast zu Freunden geworden waren. Manche haben sich sogar ineinander verliebt. Gute Beziehungen bestehen aus empathischer Kommunikation.

Die Qualität deiner Fragen entscheidet über die Qualität deiner Beziehungen. Und die Qualität deiner Beziehungen entscheidet über die Qualität deines Lebens. Denn das ist die Reihenfolge, die wir uns klar machen müssen. Wenn du gute Fragen stellst und dich dabei auch wirklich öffnest, dann kann im Zuhören und auch im Antworten eine ganz andere Ebene entstehen. Dann kann eine andere Form der Zugewandtheit und des Miteinander-Verbunden-Seins entstehen. Aus Zuhören wird Zuwendung und aus Zuwendung wird Zugehörigkeit. Dieser Dreiklang entscheidet über die Qualität deiner Beziehungen und auch deines Business'!

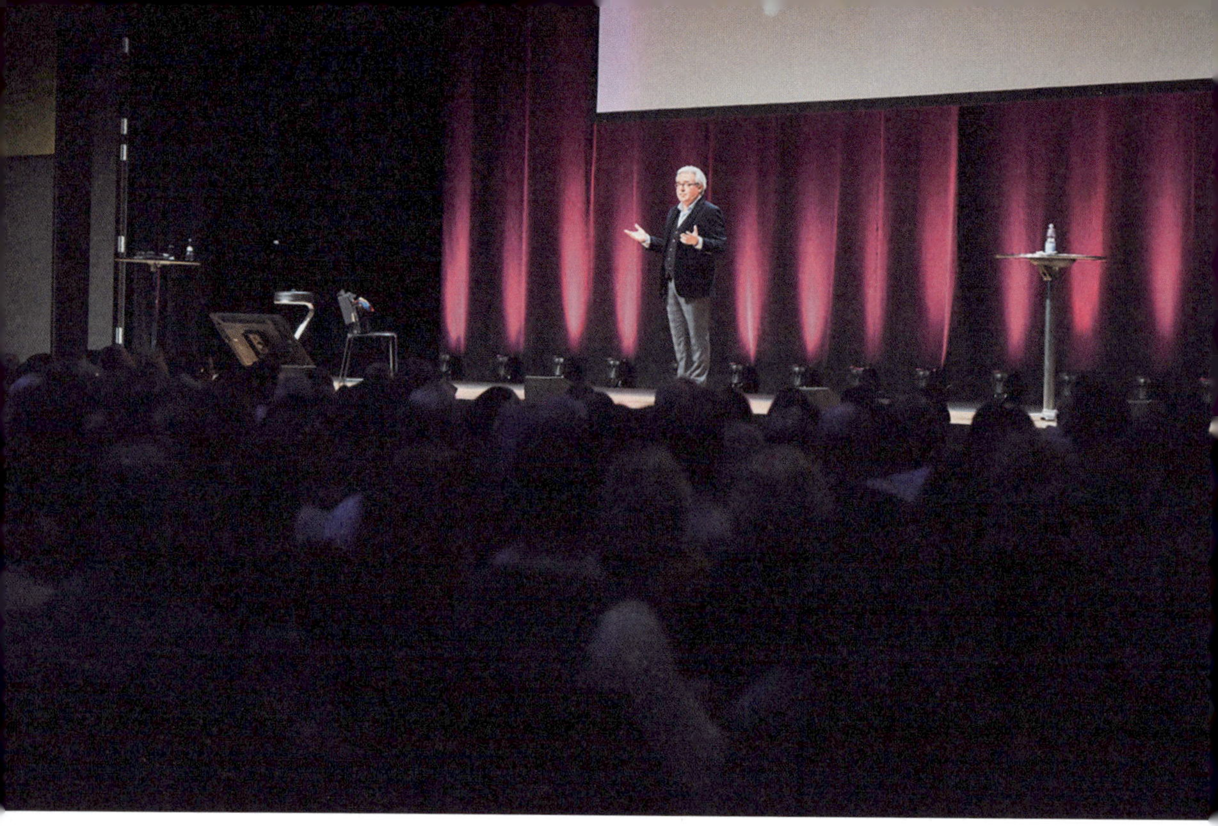

Zuhören – Zuwendung – Zugehörigkeit

Warum ist Zugehörigkeit so wichtig? Das ist das, wonach sich Menschen nachweislich sehnen. So besteht etwa das Erfolgsgeheimnis von Facebook darin, dass dort Communities gegründet werden. Manche Menschen sind eher Einsiedler, das gibt es. Aber viele Menschen suchen nach einer emotionalen Heimat, weil sie innerlich entwurzelt sind. Es wächst gerade eine Generation heran, die sind durch die Scheidungen und Belastungen der Eltern selbst schon als Kinder traumatisiert. Gerade junge Menschen suchen immer mehr nach Gemeinschaft, nach Community, die natürlich mittlerweile mehr auf Social Media gelebt wird. Wenn sich Jugendliche wirklich wahrgenommen und angenommen fühlen, dann lassen sie sich auch offline gerne auf ein Gemeinschaftserlebnis ein. Wenn wir wollen, dass unsere Unternehmen wachsen und wir fit für die Zukunft sind, dann müssen wir eine Kultur schaffen, in der sich traumatisierte Menschen wohl fühlen können.

Aus meiner Sicht müssen wir der jungen Generation mit offenen Armen und Verständnis begegnen. Begegnen statt beschweren. Wir sollten damit aufhören, schlecht über die Jugend zu reden. Vergesst nie: Das sind unsere Kinder oder je nach Alter unsere Enkel. Ihr Verhalten ist nur ein Spiegel unserer Überforderung. Das Beschweren der Alten über die Jungen ist so alt wie die Menschheitsgeschichte. Vor rund 2.500 Jahren schrieb Sokrates schon folgendes: »Die Jugend liebt heutzutage den Luxus. Sie hat schlechte Manieren, verachtet die Autorität, hat keinen Respekt vor den älteren Leuten und schwatzt, wo sie arbeiten sollte. Die jungen Leute stehen nicht mehr auf, wenn Ältere das Zimmer betreten. Sie widersprechen ihren Eltern, schwadronieren in der Gesellschaft, verschlingen bei Tisch die Süßspeisen, legen die Beine übereinander und tyrannisieren ihre Lehrer.« Ob die im alten Griechenland auch schon Gangster-Rap hörten und die Hosen in den Kniekehlen hatten, das glaube ich zwar nicht, aber die Missverständnisse zwischen Alt und Jung gab es immer schon und wird es immer wieder geben. Vielleicht bekommen wir es ein bisschen besser hin. Schenken wir der jungen Generation Zeit, Verständnis und Vertrauen. Es gibt kaum ein besseres Investment in die Zukunft!

Aus der Resilienzforschung ist es bekannt, dass man Menschen braucht, auf die man sich verlassen kann, um selbst erblühen zu können. Kann man sich auf dich verlassen? Bist du vertrauenswürdig? Eine militärische Studie, die die Strukturen in Elite-Kampf-Einheiten analysierte, wollte herausfinden, welche Eigenschaften dazu führen, dass ein Kamerad zum internen Leader einer Gruppe wird. Was ist wohl wichtiger Leistung oder Integrität? Beides hat sicherlich seine Bedeutung. Doch die Untersuchung zeigt, dass nicht der stärkste Soldat mit der besten Performance zum internen Leader wird, sondern der Kamerad, dem man am meisten vertraut.

Woran erkennt man Menschen, die vertrauenswürdig sind? Ganz einfach, die halten das, was sie sagen. Klingt verrückt, oder?! Wir sind in unserer Gesellschaft an einem Punkt angekommen, an dem man demjenigen, der einfach hält, was er verspricht, schon applaudiert und größten Respekt zollt. Auch wir sollten zu denen gehören, die etwas sagen und es dann auch machen. Es muss die alte Regel wieder gelten: »Versprochen ist versprochen und wird auch nicht gebrochen!«. Wenn du etwas zugesagt hast, dann mache es auch. Du kannst in deinem Leben erfolgreich sein oder Ausreden erfinden. Du kannst aber nicht beides zur gleichen Zeit tun. Es ist entscheidend, dass wir vertrauenswürdig sind. Aus der Kultur der Vertrauenswürdigkeit werden echte Helden geboren, die Leader von morgen!

Innerer Konflikt, äußerer Konkurs

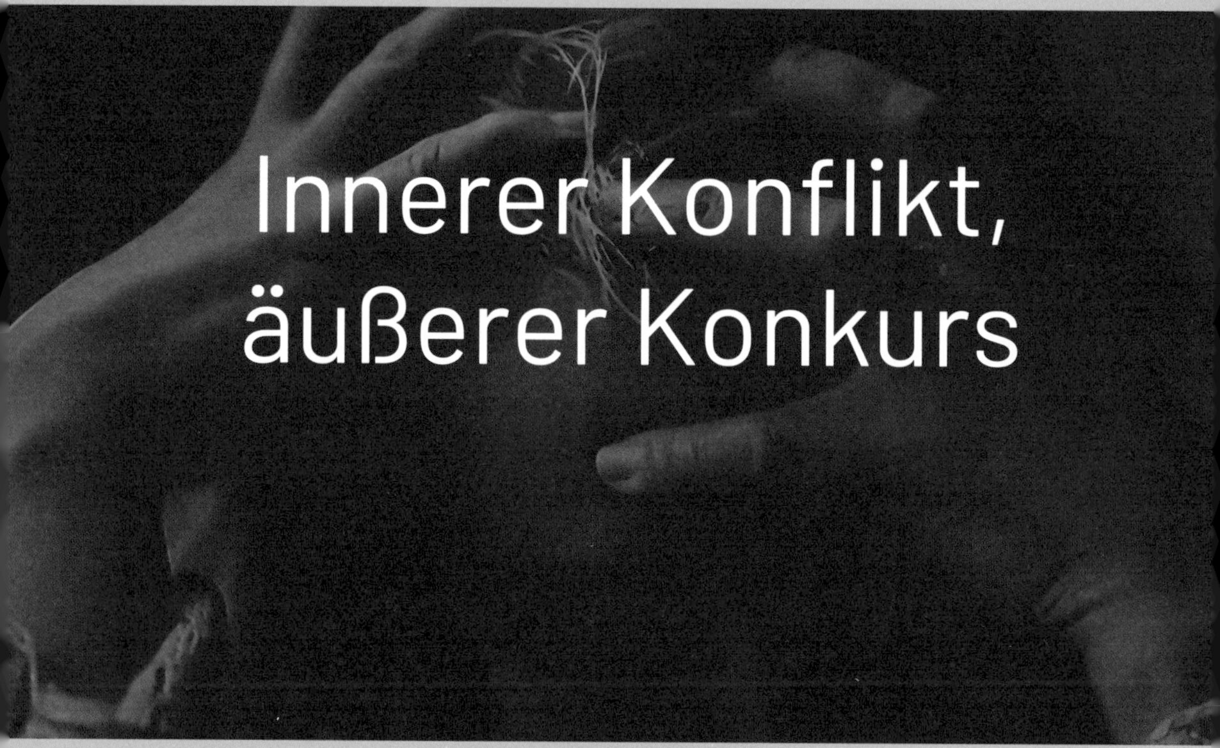

INNERER KONFLIKT, ÄUSSERER KONKURS

Wir kommen ins Finale. Wir haben das Körperliche durchgesprochen. Wir haben über Strategien geredet. Du erinnerst dich an: Was, wer, wie und wer sind deine Verbündeten. Wir haben uns auf der Herzensebene angeschaut, wie Beziehungen und Kommunikation gelingen können. Nun kommen wir im Finale auf etwas zu sprechen, was die Stimmung durchaus in den Keller ziehen könnte. Das meine ich ernsthaft. Wir kommen zu einer der härtesten Aussagen und Folien in meinem Programm: »Innerer Konflikt, äußerer Konkurs.«

Wir alle, jeder von uns, hat Leichen in seinem Keller liegen: Traumata, Erschütterungen, Überforderungen und unerfüllte Sehnsüchte. Wenn wir uns an diese Themen nicht herantrauen, können wir leider noch so erfolgreich werden, Erfüllung finden wir trotzdem nicht! Und aus der fehlenden Erfüllung treffen viele oft selbstzerstörerische Entscheidungen. Wir müssen den Keller unserer Seele aufräumen, sonst werden wir uns auf Dauer selbst im Weg stehen und unser eigenes Potential begraben.

Ich kenne viele Geschichten, bei denen Menschen nicht mutig handeln, weil sie noch nicht die Traumata ihrer Kindheit verarbeitet haben. Ich kenne Menschen, die nicht mutig die richtigen Schritte gehen, weil sie es Menschen recht machen wollen, die teilweise gar nicht mehr leben. Das ist völliger Wahnsinn. Es gibt Menschen, die wollen es ihrer Mutter und ihrem Vater recht machen und treffen deshalb falsche und selbstzerstörerische Entscheidungen. Weil sie nicht erkennen, dass es ein Irrsinn ist, diesen Gedanken zu pflegen, »ich will es meinem Vater und meiner Mutter noch recht machen«. Die sind schon tot! Mach dein Ding! In deinem Leben geht es um dich, um deine Bedürfnisse und um deine Sehnsüchte. Es ist eine große Gefahr, dass wir nicht zum Leben erwachen, weil wir nicht erkennen, wo wir gerade stehen. Innerer Konflikt, äußerer Konkurs.

Wenn du gerade an einem Punkt bist, wo du sagst, ich arbeite daran, ich räume meinen Seelen-Keller auf, dann lass dir Zeit. Das dauert. Das geht nicht von jetzt auf gleich. Wir wissen, im Durchschnitt brauchen Menschen, um die ersten sechs Jahre psychisch zu verarbeiten, rund 40 Jahre. Ab 40 zeigt sich, ob du deinen Keller aufgeräumt hast oder deine Verletzungen und inneren Konflikte dir dein Lebensglück rauben. Scheidungen, Schulden, Krankheiten gehen sehr oft auf nicht geheilte innere Prozesse zurück.

Vielleicht geht es dir im Moment tatsächlich nicht gut, dann lass dir bitte helfen. Hol dir professionelle Hilfe. Das ist kein Zeichen von Schwäche. Nur starke Persönlichkeiten haben den Mut, ihre eigenen Belastungen einzugestehen und anzunehmen. Es ist ein Zeichen von Stärke, wenn du bereit bist, endlich in Behandlung zu gehen. Ich meine das ganz ernst. Wenn du jede Nacht wach liegst, von Tränen und depressiven Momenten heimgesucht wirst, dann finde den Mut, endlich aufzustehen und dir Hilfe zu holen. Mir ist das so wichtig. Ich treffe so viele Menschen während meiner Reisen und unterwegs, die teilweise, nach außen hin keinen äußeren Konkurs haben. Denen es scheinbar gut geht. Der Konkurs findet dann auf einer anderen Ebene statt. Die leben teilweise zwar ein tolles Leben, sind aber trotzdem pleite, weil sie sich zum dritten Mal haben scheiden lassen und immer noch nicht verstehen warum. Es liegt an dir selber, wenn du permanent verlassen wirst. Das ist aber das, was

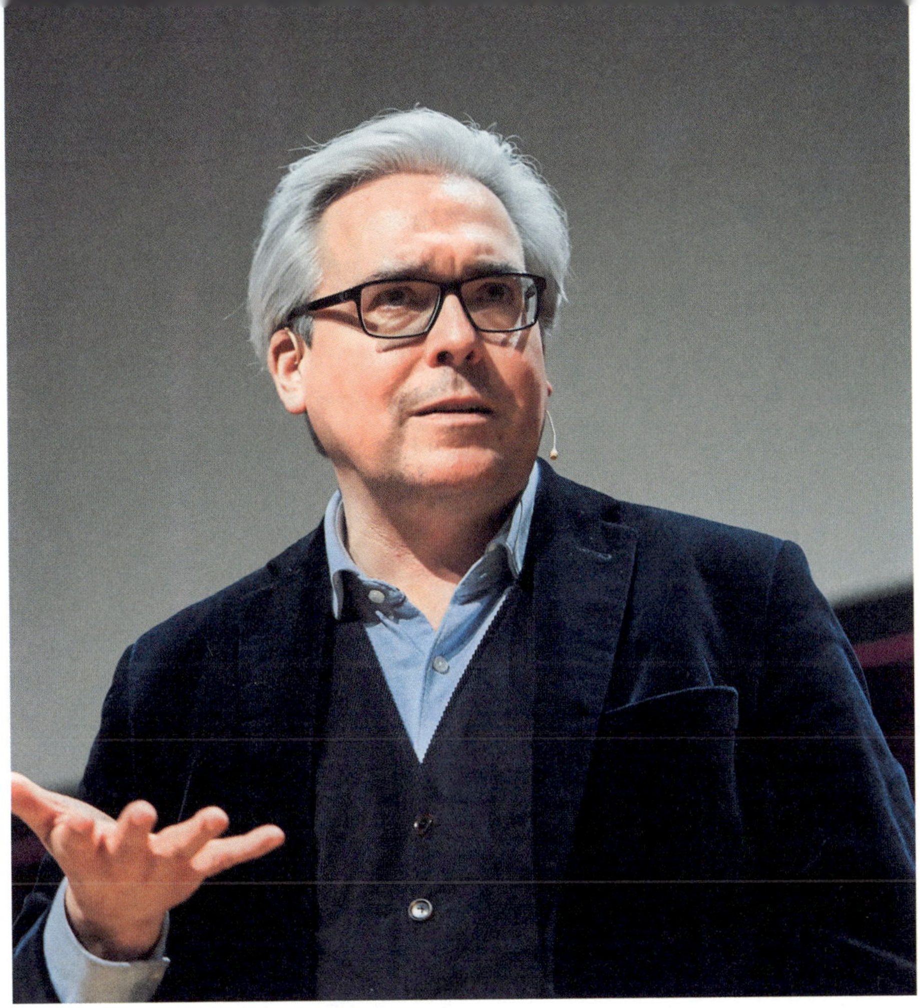

wir nicht hören wollen. Wir sabotieren uns. Nicht unsere Eltern machen uns das Leben zur Hölle. Mein Kollege Jens Corssen sagt immer so treffend: »Deine Eltern haben dich so gut geliebt, wie sie konnten. Manche konnten es halt nicht so gut.« Dieser Satz trifft auf 98 % aller Eltern zu. Die restlichen 2 % sind Psychopathen. Auch Psychopathen bekommen leider Kinder! Aber 97 % der Eltern lieben und erziehen so gut, wie sie es können. Manchmal war die Härte deines Vaters nicht ein Zeichen dafür, dass er dich nicht geliebt hat, sondern es war ein Zeichen seiner eigenen Unfähigkeit, Liebe zeigen zu können, weil er selbst nie Liebe erfahren hat. Und deshalb ist der erste Schritt, um tatsächlich den inneren Konflikt zu meistern, sich einzugestehen: »Ja, es gab Verletzungen. Ja, in unserer Familie ist nicht alles rund gelaufen.« Und manche Menschen tragen tatsächlich seit Generationen Kriegstraumata in ihren Genen mit sich herum. All diese Verletzungen werden immer wieder verschwiegen und unter den Teppich gekehrt. Wenn du willst, dass es dir in deinem Leben und dass es deinen Kindern besser geht, dann gehe an die Punkte heran, an denen es wehtut. Hinter dem Schmerz ist maximales Wachstum, aber wir müssen tatsächlich den Mut haben, daran zu arbeiten. In diesem Zusammenhang merke dir den folgenden Satz: »Scham verhindert Heilung!« Trau dich! Du darfst glücklich sein.

Ich habe es auch erst vor vier Jahren geschafft, eine wirklich geläuterte Beziehung zu meinem Vater zu entwickeln. Da war er schon lange Zeit tot. Ich musste ihn in meinem Leben auf ein inneres Podest stellen, damit ich das, was ich durch ihn erleiden musste, aushalten konnte. Mein Vater war ein toller Mensch, aber er war kein Gott. Er hatte Fehler. Aus seiner Unvollkommenheit heraus wurde ich in bestimmten Bereichen auch durch ihn traumatisiert. Eltern machen Fehler. Eltern sind keine Götter, aber zu 98 % sind sie auch keine Dämonen. Sie sind Menschen!

Vergebung & Selbstakzeptanz

Es gibt zwei Ansätze, die uns helfen, eine Heilung der Verletzungen zu ermöglichen: Vergebung und Selbstakzeptanz. Das hört sich vielleicht an wie »Das Wort zum Sonntag«, aber es ist ganz ernst gemeint. Es kostet Kraft und manchmal auch eine Menge therapeutischer Arbeit. Du kommst aber einen großen Schritt weiter, wenn du denen, die dich traumatisiert haben, vergeben kannst. Vielleicht leben sie gar nicht mehr, aber auch dann ist es ein wichtiger Schritt. Ein Schlüsselsatz aus meiner Sicht ist: »Du hast Fehler gemacht, aber du bist nicht deine Fehler. Und ich vergebe dir deine Fehler.«

Vergebung und Selbstakzeptanz. Lerne, dich selbst annehmen zu können, so wie du bist. Akzeptiere dich und nimm dich bildlich gesprochen selbst in den Arm. Lerne, lieb zu dir selbst zu sprechen. Wir haben immer die Erwartung, andere müssen gut zu uns sein. Andere müssen doch einmal wahrnehmen, wie toll wir sind und das auch sagen. Sag es dir doch endlich einmal selbst! Habe doch endlich einmal den Mut dazu zu sagen: »Ich bin super!« Du bist ein Wunder. Und du bist wundervoll und großartig. Und deine Eltern, die vielleicht schon nicht mehr leben, sind glücklich darüber, wenn es dir gut geht, egal was für ein harter Hund dein Vater und was für eine überforderte Person deine Mutter war. Sie haben nur eins für dich gewollt, nämlich dass du glücklich bist. Und wenn du glücklich dadurch bist, dass du einen völlig anderen Lebensentwurf hast als sie, dann haben sie es vielleicht in ihrer Kleinkariertheit bisher nicht eingesehen und nicht realisiert. In ihrem Innersten wissen sie aber, ich freue mich für dich. Manchmal haben sie Angst davor, wenn wir andere Wege wählen. Diese Angst zeigen sie uns. Aber heimlich feiern sie uns, weil wir den Mut haben, das zu tun, was sie sich selber nie getraut haben. Habe den Mut etwas zu machen, bei dem du merkst, das ist dein Ding.

Gehe deinen Weg und feuere dich dabei selber an. Schau einmal, wie häufig du dich selbst beschimpfst. Wir beschimpfen uns permanent. Und das Witzige dabei ist, wenn wir uns selbst beschimpfen, reden wir in der dritten Person mit uns. «Rolf, du Idiot« Es ist tatsächlich so. Fühle einmal in dich hinein. Wenn du mit dir selber schimpfst, schimpfst du mit dir in der dritten Person. Wir werden selber zu unserem eigenen Über-Ich und beschimpfen uns. Meine Empfehlung ist – ich weiß viele, die so hart erzogen wurden, dass man sich selbst nicht loben darf, gehen daran kaputt – morgens sich wirklich klarzumachen, dass man ein brauchbarer Typ ist. Meine Empfehlung in Therapien: Mache eine WhatsApp Gruppe mit dir selbst auf. Mein Sohn hat mir erklärt, wie das geht, ich konnte es selber nicht.

Mache eine WhatsApp Gruppe mit dir selbst. Immer dann, wenn dir irgendetwas wirklich gut gelungen ist, dann nimm dein Handy und schick dir selbst eine Sprachnachricht und sage: »Ey, das hast du echt gut gemacht. Du bist ein tolles Mädchen.« Also, das sage ich jetzt nicht zu mir selbst. Ich sage selbstverständlich: »Du bist ein toller Kerl. Du darfst stolz auf dich sein. Das hast du gemacht!« Wenn dann Tage kommen, in denen dich deine Selbstzweifel fast zerfressen, dann höre dir deine eigenen Nachrichten an. Die tun dann wirklich gut. Das klingt vielleicht komisch, funktioniert aber wirklich.

Die WhatsApp-Gruppe mit sich selbst, hat übrigens nichts mit den üblichen Affirmationen zu tun. Eine Affirmation ist, wenn du noch nichts auf die Kette gekriegt hast und dich trotzdem selber stark redest. Deshalb heißt es Affirmation, weil es affig ist. Ich habe es ausprobiert. Ich stand morgens vor dem Spiegel und habe gesagt: »Ich bin der Beste. Ich bin super. Ich bin sexy.« Dann kam meine Frau vorbei und meinte: »Rolf, du brauchst eine neue Brille.« Achte gut darauf, wie du mit dir selbst umgehst. Nimm das, was in dir ist ernst und gehe dann mit einer Leichtigkeit damit um. Übrigens nennt man das dann Ambiguitätstoleranz. Nach Reziprozitätsprinzip nun auch Ambiguitätstoleranz. Für alle die euch fragen: »Was habt ihr denn beim Schmiel gelernt?« Dann antwortet ihr mit stolzer Brust: »Wir haben über das Reziprozitätsprinzip und die Ambiguitätstoleranz gesprochen und noch tolle Impulse zur Resilienz bekommen.« – »Oh, das muss eine tolle Veranstaltung gewesen sein.« Denn manche Veranstaltungen sind erst dann toll, wenn man nichts verstanden hat. Das ist aber ein deutsches Problem. Ambiguitätstoleranz heißt, dass wir lernen müssen absolute Gegensätze miteinander zu vereinen. Wer in dem Alter ist, dass er schon Golf spielt, kennt das: Entspannte Konzentration. Das heißt, das Gegensätzliche miteinander verbinden, etwa Entspannung und Konzentration zugleich. Das führt zu guten Ergebnissen. Und das ist das, was wir in unserem Leben schaffen.

Gegensätze wieder zusammenzuführen. So kann Neues entstehen. Aus dem Zusammenführen von Gegensätzen, entsteht etwas, das dich glücklich macht. Das ist wahre Heilung, das, was an Dunkelheit da ist, annehmen, um endlich erstrahlen zu können. Habe den Mut dazu, dich selbst anzunehmen. Du bist es wert, dass du dich selber liebst. Das ist für mich eine absolute Grundüberzeugung: »Du bist es wert, dass du dich selber liebst.« Daraus entsteht dann die Kraft, die nötig ist, damit dann im Finale das wahr werden kann, was ich jedem von uns wünsche: Capri statt depri.

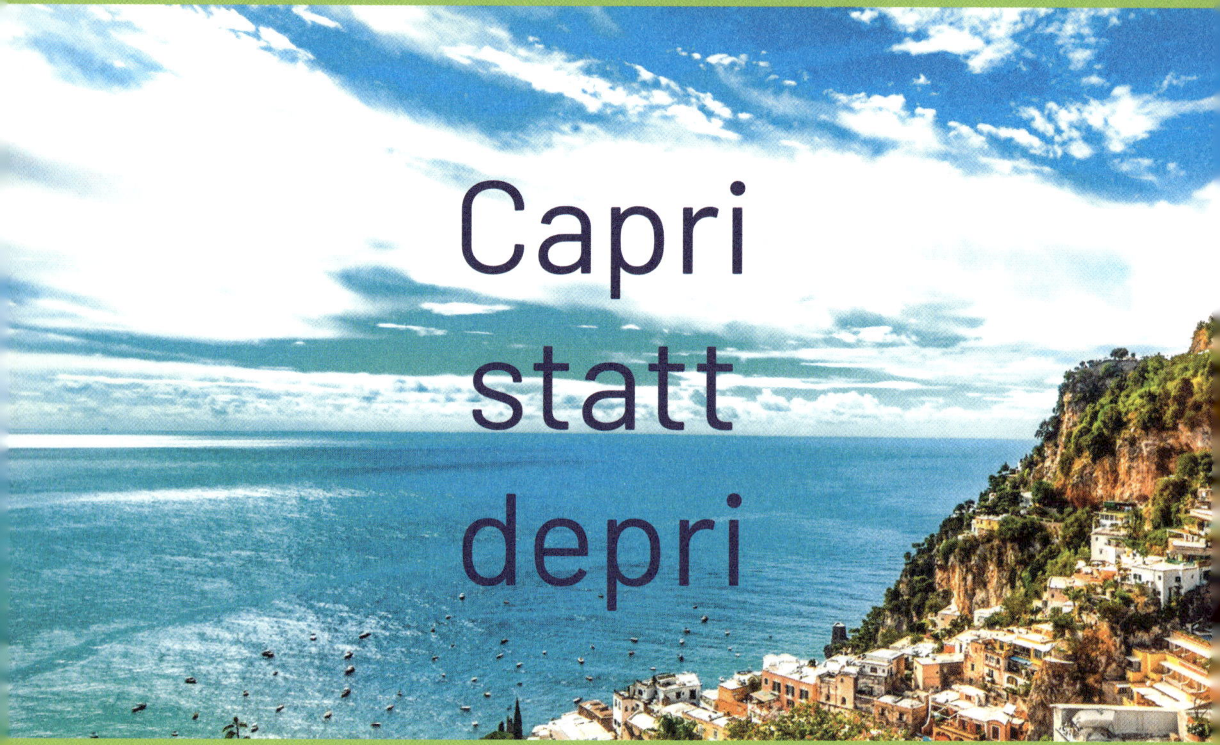
Capri
statt
depri

CAPRI STATT DEPRI!

Triff eine Entscheidung und komme auf die Sonnenseite des Lebens. Triff die Entscheidung und sage: »Ich will glücklich sein. Ich will erblühen. Ich will etwas vom Leben. Ich will für mich da sein. Und meinetwegen bin ich deshalb verrückt.« Was ist verrückt? Verrückt ist das Gegenteil von normal. Und was ist normal? Normal ist der Durchschnitt. Und wer will schon ein durchschnittliches Leben haben? Sage ruhig: »Ja, ich darf verrückt sein. Ja, ich will. Ich will mehr aus mir und meinem Potential machen. Ja, ich will erblühen. Ja, ich will erstrahlen.«

Verabschieden möchte ich mich von euch mit einer Zusammenfassung. Meine Frau hat mir noch etwas mitgegeben. Ihr seht, es ist ein Familienprogramm. Aus dem Kleiderschrank meiner Frau, ein paar Halstücher. (Anm.: Rolf hält drei bunte Halstücher in seiner Hand, mit denen er passend zum Text winkt und einzelne leer vorzeigt.) Damit fasse ich noch einmal zusammen, was wir am heutigen Nachmittag gemeinsam erarbeitet haben. Für dich wird Capri statt depri wahr. Du wirst zu einem Menschengewinner, wenn du bereit bist, leidenschaftlich deinen Weg zu gehen. Ja nach links und rechts zu gucken, und auch großzügig und gütig zu sein. Aber trotzdem Vollgas zu geben, mit der richtigen Mischung aus Anspannung und Entspannung. Und achte stets darauf, dass du in Kommunikationsprozessen bereit bist, den anderen wahrzunehmen und ihm die Aufmerksamkeit entgegenzubringen, von der du dir auch wünschst, dass man sie dir schenkt. Und dann wirst du erleben, dass dir Menschen Unterstützung entgegenbringen und dir symbolisch mit dem Blau als dem Zeichen der Treue begegnen, die du vorher gar nicht kanntest. Und

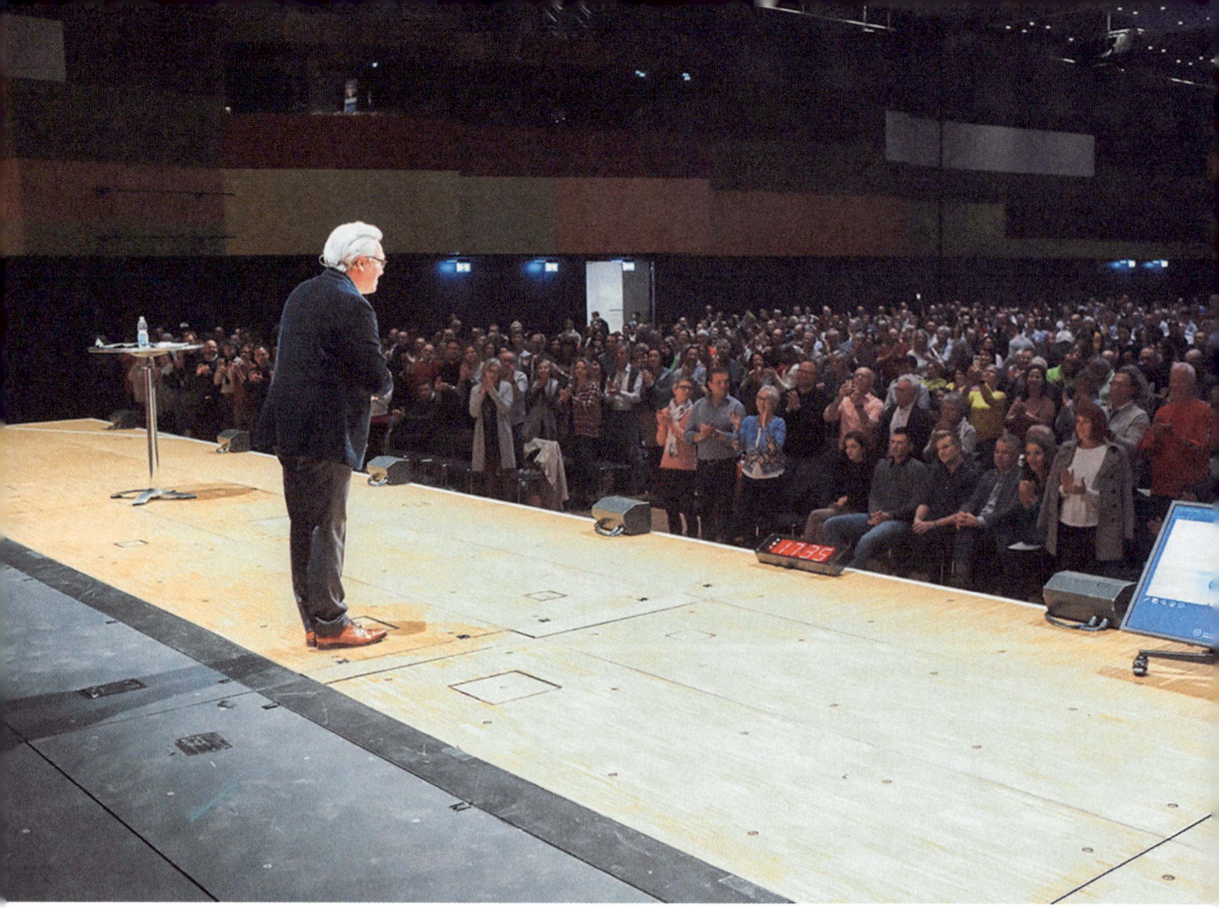

ein Netzwerk der Guten entsteht. Ein Netzwerk der Großzügigkeit und der Güte, die dann zu Erfolgen führen können, mit denen niemand gerechnet hat. Und wenn die Erfolge eintreten, dann wünsche ich dir extrem viel Spaß beim Feiern. (Anm.: Aus den drei großen Tüchern erscheint überraschend eine echte Flasche Champagner!) Na, dann, prost! Dankeschön! Vielen Dank! Danke euch! Schönen Abend noch! Tschüss Stuttgart!

ENDE